AF592240

DES RÉFORMES

A APPORTER

DANS L'ALIMENTATION

DES

ANIMAUX DOMESTIQUES,

PAR

LE Dr J. GOURDON,

Chef de service à l'École impériale vétérinaire de Toulouse

Prix : 1 franc.

TOULOUSE,
IMPRIMERIE DE A. CHAUVIN,
RUE MIREPOIX, 3.

1858.

DES RÉFORMES

A APPORTER

DANS L'ALIMENTATION

DES

ANIMAUX DOMESTIQUES,

PAR

LE Dr J. GOURDON,

Chef de service à l'École impériale vétérinaire de Toulouse.

TOULOUSE,
IMPRIMERIE DE A. CHAUVIN,
RUE MIREPOIX, 3.

—

1858.

TABLE.

INTRODUCTION.

Nous nous proposons d'appeler l'attention, dans les pages qui vont suivre, sur une question importante, agitée depuis quelque temps au sein du monde industriel et agricole, et qui ne nous paraît être rien moins que le prélude d'une véritable révolution économique. Il s'agit des réformes à introduire dans l'alimentation du bétail, en vue de satisfaire aux nécessités nouvelles que les circonstances font incessamment surgir; d'augmenter virtuellement la masse alimentaire donnée aux animaux, en accroissant, par un choix plus judicieux et une préparation plus rationnelle, l'effet nutritif des substances destinées à cet usage.

Ce résultat possible est de nature à éveiller la sollicitude de tous les éleveurs et propriétaires d'animaux. Entre les problèmes si nombreux que soulève chaque jour la notion mieux du progrès agricole, il n'en est pas qui puisse leur offrir un intérêt plus grand. L'alimentation du bétail, en effet, est le but immédiat de toute amélioration en agriculture, l'objet le plus essentiel à considérer dans le choix des cultures, le résultat le plus important à atteindre dans l'industrie qui a pour base la mise en valeur du sol. L'entretien du bétail est, on peut le dire, la principale raison d'être de cette industrie, en ce que les animaux seuls peuvent fournir à la terre les éléments de sa fertilisation, et que ce n'est que par eux qu'on peut arriver à l'utilisation complète de ses produits.

Aussi ne faut-il pas s'étonner des soins apportés, dans toute exploitation bien entendue, à cette branche importante de l'économie rurale. On sait partout aujourd'hui qu'une bonne nourriture est le meilleur moyen d'améliorer la qualité des bestiaux, d'en accroître la quantité, et de se créer, par eux, des sources assurées de revenu. C'est ce que nous a particulièrement démontré, si tant est que cette démonstration fût nécessaire, l'expérience des Anglais, chez lesquels l'alimentation améliorée est depuis longtemps une question résolue en pratique.

Cet exemple a commencé à fructifier en France, mais seulement d'une manière partielle. Après avoir longtemps abandonné l'alimentation de nos bestiaux aux uniques ressources fournies par les produits spontanés du sol, on paraît enfin comprendre la nécessité de faire quelque chose de plus, vu l'insuffisance reconnue de cette méthode essentiellement primitive. On a introduit dans ce but des cultures spéciales, qui alternent avantageusement avec les céréales dans les assolements; on a même essayé, au lieu de donner aux bêtes la nourriture telle que la terre la produit, de lui faire préalablement subir une sorte de préparation, destinée à favoriser l'action des forces digestives et à obtenir, par suite, une plus complète assimilation des principes alibiles.

Mais cela n'est pas général encore, et ne se pratique guère que dans quelques localités, principalement dans les départements du Nord, c'est-à-dire les plus rapprochés de nos voisins d'outre-Manche, et les mieux en position, par conséquent, d'apprécier l'importance des améliorations de cette nature. Dans le reste de notre pays, et dans le Midi notamment, les choses n'en sont pas encore à ce point. Là, les usages du passé dominent toujours, y conservant parfois toute leur énergie primitive. C'est tout au plus si l'on y soupçonne, au moins chez la majorité des cultivateurs, la possibilité même d'une amélioration.

Dans nos campagnes, dans les villes, on nourrit aujourd'hui, en plein dix-neuvième siècle, les animaux comme on les nourrissait il y a quelques mille ans, comme pourraient le faire les peuples les moins civilisés. On donne les aliments bruts, non pas même verts, mous, succulents, tels que la nature les fournit aux bestiaux qui n'ont d'autre ressource qu'elle, ce qui ne serait que moitié mal; mais on les fait manger après qu'ils ont été altérés par la dessiccation, et entiers, c'est-à-dire sous la forme la moins propre à en développer les vertus nutritives.

De là il résulte que la nourriture, mal employée, prodiguée, perdue en très-grande partie, ne rend pas en têtes de bétail, autrement dit en viande, tout ce qu'elle devrait donner, et ne permet ainsi d'entretenir qu'un nombre moins considérable de têtes; que les animaux manquant, il y a obstacle permanent au progrès agricole, dont ils sont à la fois le but et le moyen, la cause et l'effet : d'où la misère dans les campagnes, la disette dans les villes, la gène pour tous, et cela, sous le climat le plus favorisé, dans des lieux où la nature a tout prodigué pour une production abondante et facile.

Alors qu'il suffirait des précautions les plus élémentaires, des travaux les plus simples pour assurer au bétail des provisions alimentaires inépuisables, on voit, grâce à l'incurie ou à l'imprévoyance générales, le fourrage faire constamment défaut dans nos belles contrées du Midi. Chaque jour, surtout à l'entrée de la mauvaise saison, nous entendons les doléances des propriétaires, inquiets de savoir comment ils pourront, pendant l'hiver, entretenir leurs bœufs de travail, et qui souvent, ne sachant comment résoudre le problème, finissent, en désespoir de cause, par vendre leurs bêtes; se privant ainsi, sans compensation, de l'élément indispensable de leur fortune agricole, à l'exemple de la femme qui tue la poule aux œufs d'or. Voilà comment, au lieu d'accroître continuellement le chiffre de leur troupeau, de manière à obtenir de leur exploitation le maximum de revenu, que donne à peu près exclusivement, aux agriculteurs intelligents, la vente de la viande sur pied, nos propriétaires méridionaux se condamnent à ne réaliser qu'un produit minime et insignifiant, qui ne peut jamais s'accroître, et n'est au bout du compte qu'une ruine déguisée. Cela ne serait pas si, au lieu d'abandonner, comme on le fait, l'alimentation du bétail aux errements d'une coûteuse routine, on apportait à cette branche importante de l'économie rurale les soins spéciaux qu'elle réclame, si surtout on mettait à profit pour elle tous les perfectionnements enseignés par la pratique et l'expérience, bien loin encore cependant d'avoir, sous ce rapport, dit leur dernier mot.

Pour se guider dans cette direction nouvelle, l'homme n'a qu'à envisager ce qu'il fait pour lui-même de toute antiquité, considérer qu'il a toujours cherché à améliorer sa propre nourriture par des préparations diverses de nature à en favoriser l'assimilation et accroître par suite la valeur nutritive des matières ingérées. Comment cet exemple permanent n'a-t-il déjà pas fait naître en lui la pensée de préparer de même l'alimentation des auxiliaires utiles que la munificence de la Providence lui a accordés ? On le conçoit à peine, et aujourd'hui, moins que jamais, on se ferait à l'idée d'un semblable état de choses, si l'expérience n'avait cent fois démontré l'empire puissant de l'habitude.

Pourtant, ni les raisonnements théoriques, ni les essais pratiques n'ont fait défaut à cet égard. Des cultivateurs éclairés, des nations tout entières ont donné l'exemple et démontré, par les faits les plus authentiques, l'économie considérable, les avantages de toute nature qu'on pourrait retirer de l'emploi d'une alimentation choisie, variée ou préparée pour le bétail. Ces faits ont été publiés, répandus partout : mais pas assez cependant, puisque beaucoup de personnes paraissent les ignorer encore, bien qu'ils renferment en eux tout le secret de la prospérité et de la multiplication des races, tout l'avenir des populations agricoles. Aussi nous a-t-il paru utile d'appeler de nouveau sur eux l'attention, convaincu que nous ne saurions plaider d'une manière plus efficace les véritables intérêts des éleveurs et des propriétaires, ni leur donner de conseil plus profitable. La cherté et la rareté des fourrages, la nécessité bien démontrée, pour satisfaire à tous les besoins, d'élever un plus grand nombre de têtes de bestiaux, donnent d'ailleurs à cette question un caractère pressant d'actualité, qui heureusement sera peut-être assez fort pour entamer une fois pour toutes le préjugé des masses, et précipiter, au gré de nos vœux, la solution de cet important problème. Le besoin aussi est une force, et nous comptons un peu sur elle pour aider à notre démonstration.

Inutile d'insister davantage pour établir la majeure importance de la question soulevée par nous. Elle est assez comprise pour nous permettre d'en aborder maintenant la solution pratique, qui peut se résumer ainsi : substitution au mode actuel d'alimentation du bétail, par lequel on perd, sans compensation, une quantité considérable de matière alimentaire, d'un système plus rationnel permettant d'arriver au même résultat avec bien moins de dépense, ou, ce qui revient au même, de nourrir, sans augmentation de frais, un plus grand nombre de têtes.

La méthode à adopter dans ce but consiste principalement à donner les aliments sous une forme qui les rende propres à être digérés et assimilés aussi complètement que possible, absolument comme nous le faisons pour les matières animales et végétales destinées à notre propre consommation. Nous possédons, pour cela, divers moyens, tels que le broiement, la division, la macération, la coction, le mélange des substances fourragères, etc., moyens qui, pour la plupart, ont déjà subi l'épreuve d'une longue expérimentation, et sur l'efficacité desquels, en conséquence, nous n'avons besoin de produire aucune preuve nouvelle. Leur application seulement, chez les diverses espèces domestiques, va donc nous occuper.

Nous commencerons par l'alimentation du cheval et des autres solipèdes, la plus imparfaite encore et celle qui réclame actuellement les plus profondes modifications. Nous parlerons ensuite de l'alimentation des autres espèces domestiques que nous pourrons traiter plus brièvement, les principes généraux qui vont être développés dans la première partie de ce travail s'appliquant à tous les animaux sans distinction.

Il est à peine nécessaire de faire observer en terminant que nous ne nous proposons nullement de présenter ici un traité complet sur l'alimentation du bétail. Un gros volume y suffirait à peine et nous n'écrivons qu'une brochure. Supposant connu des lecteurs tout ce qui est relatif au système actuellement en usage, nous voulons nous borner à exposer les faits nouveaux, les observations récentes se rattachant à cette question, à ne mentionner, en un mot, que les améliorations elles-mêmes aujourd'hui reconnues possibles, sans entrer au fond du sujet. Dégagées ainsi de tout détail accessoire, les propositions réformatrices, qui doivent être la conséquence de cette étude, n'en ressortiront qu'avec plus de clarté et d'évidence.

J. G.

Toulouse, 1er juin 1858.

DES RÉFORMES

A APPORTER

DANS L'ALIMENTATION

DES

ANIMAUX DOMESTIQUES.

CHAPITRE PREMIER.

ALIMENTATION DU CHEVAL ET DES AUTRES SOLIPÈDES.

Le cheval aujourd'hui, sauf l'exception temporaire provenant de l'usage du vert, est nourri à peu près exclusivement par l'*avoine* et le *foin*, plus la *paille*, le *son* et la *farine d'orge*, ces dernières substances ne comptant que d'une manière accessoire. Il y a dans ce choix de fourrages les éléments d'une bonne nourriture ; les animaux la préfèrent à toute autre, et s'en trouvent bien d'ailleurs. Aussi n'y aurait-il aucune utilité à chercher à les remplacer par d'autres matières fourragères, qui pourraient tout au plus offrir des qualités équivalentes. Dans certains cas, cependant, il n'est pas sans avantage d'adjoindre, à l'avoine et au foin, quelques autres substances, ou d'un prix moindre, dans un but économique, ou d'une valeur nutritive plus grande, en vue, soit de développer chez l'animal un surcroît d'énergie, soit de varier tout simplement sa nourriture, et nous aurons même occasion plus loin de revenir sur la manière d'user utilement de ces adjuvants nutritifs.

Cette addition, toutefois, ne peut avoir qu'un caractère exceptionnel, et n'empêchera pas l'avoine, le foin et la paille de continuer à former la base essentielle de l'alimentation du cheval, ce à quoi nous n'avons rien à objecter, vu la valeur réelle de ces fourrages. Mais si, d'accord avec l'expérience et l'usage général, nous approuvons le choix des substances fourragères qui servent aujourd'hui à alimenter le cheval, il n'en est pas de même quant à leur mode d'administration, qui nous paraît au contraire aussi défectueux que possible, et dans les conditions les plus propres à n'obtenir, de la dépense faite, que l'effet utile le plus minime.

C'est ce que nous allons essayer d'établir en étudiant, au point de vue de leur usage alimentaire, chacune des substances que nous venons d'énumérer.

§ 1er. — **De l'Avoine.**

Inconvénients de l'avoine entière comme aliment. — Utilité du concassage. — De l'écrasement. — Méthode suivie en Angleterre.

La manière de faire manger l'avoine, que l'on donne habituellement aux chevaux sous forme de grains entiers, est sans contredit des plus imparfaites, attendu que l'avoine en grains, lisse et résistante, glisse facilement entre les dents, et ne peut qu'avec peine y être retenue pour la mastication, ce qui fait que la plupart des animaux avalent, en grande partie, leur ration sans la mâcher suffisamment, et que nombre de grains d'avoine arrivent entiers dans l'estomac où ils ne peuvent ensuite être digérés à cause de l'enveloppe résistante qui les recouvre. Ils sont alors rendus avec les excréments sans avoir servi à l'alimentation, et cela parfois en proportion assez considérable qu'on a calculé pouvoir aller jusqu'au tiers de la quantité totale ingérée. On sait qu'il y a, dans beaucoup de lieux, des volailles qui se nourrissent parfaitement des grains qu'elles trouvent dans le fumier, et qui n'ont pas d'autre origine. Il est facile de voir la perte considérable qu'au bout de l'an cela doit faire.

Ces faits, bien qu'observés et signalés depuis longtemps par les écrivains agronomiques, n'ont pas autant qu'ils le méritaient fixé l'attention publique. Il convient cependant de les prendre en sérieuse considération, car seuls ils suffisent pour faire apprécier l'importance des moyens divers conseillés pour remédier aux inconvénients du mode actuel, et éviter par suite le déchet énorme qu'entraîne la continuité de son application. Parmi ces moyens, un des plus simples consiste à *concasser l'avoine* destinée à être donnée aux chevaux. De la sorte, on arrive à la fois à prévenir les effets d'une mastication incomplète et à assurer l'assimilation de la ration entière.

Cette méthode si rationnelle, qui eût dû naturellement se présenter à l'esprit dès le moment où l'on a songé à moudre le blé qui sert à la nourriture de l'homme, est néanmoins une innovation relativement récente, mise en pratique dans les localités seulement où l'agriculture a déjà acquis un certain degré de perfectionnement, notamment en Angleterre, en Belgique et dans quelques autres contrées septentrionales de l'Europe. Plusieurs départements du nord de la France, où beaucoup d'autres progrès, au reste, ont été réalisés dans les arts agricoles, l'ont également adoptée. Mais les contrées méridionales résistent encore. Dans ces régions, les cultivateurs et propriétaires ne connaissent que l'ancienne coutume. S'il en est qui aient acquis quelque connaissance concernant la méthode nouvelle d'alimentation, au point de vue pratique, la question n'en est pas plus avancée; car, soit par négligence et routine, soit par ignorance des procédés à mettre en usage, ils n'en continuent pas moins à suivre les vieux errements et à faire donner à leurs chevaux l'avoine en grains, contrairement à l'exemple fourni par les éleveurs éclairés du Nord qui comprennent autrement que cela le soin de leurs intérêts et celui de la santé de leurs animaux.

L'expérience a pourtant déjà suffisamment démontré les avantages du concassage de l'avoine. Sous ce rapport, l'Angleterre surtout, où le système s'est le plus généralisé, fournit des faits concluants. Ainsi, il est acquis aujourd'hui, dans le Royaume-Uni, que l'avoine concassée économise un quart au moins sur la ration donnée dans les conditions ordinaires. Il est même certains propriétaires, possédant un très-grand nombre de chevaux, qui n'hésitent pas à attester que cinq sacs d'avoine broyée profitent plus que huit sacs d'avoine en grains entiers. Aussi, dans ce pays, n'est-il aujourd'hui aucun possesseur de chevaux qui donne ce grain autrement que concassé. Dans chaque auberge, il y a un concasseur et un hache-paille à l'usage des voituriers et des voyageurs. Tout le monde enfin, jusqu'au plus pauvre cultivateur, se soumet à cette pratique si simple, et jugée tellement nécessaire, qu'on n'admet presque plus la possibilité de s'en passer.

Le docteur Hamm, dans son *Journal d'Agriculture*, résume parfaitement, ainsi qu'il suit, les avantages de cette méthode d'alimentation : « Tout ce qu'il y a, dit-il, de principes nutritifs contenus dans l'avoine est, de la sorte, utilisé au profit de l'animal, et même le son devient plus profitable, par l'effet de cette division, plus facile à être assimilé. La digestion s'opère plus régulièrement, plus complètement et plus promptement, et l'on économise, chaque année, un tiers de fourrage, tout en obtenant pour les deux autres tiers un effet utile supérieur à celui de la ration totale. C'est à la pratique de concasser l'avoine que les cultivateurs anglais, qui se connaissent si bien dans l'élève de l'espèce chevaline, attribuent le lustre des poils dans ces animaux, leur peau ferme et tendue, leur embonpoint bien distinct de l'état d'engraissement, l'ardeur et la durée au travail, et, en général, la santé de leurs bêtes. La méthode de concasser l'avoine assure donc, au moins, une économie de fourrage, d'excellents chevaux, et des champs exempts de mauvaises herbes, dont les graines, quand on suit la méthode ordinaire, sont expulsées, non digérées, avec les excréments, en même temps que le tiers de la dose d'avoine échappée à la digestion, et sont alors apportées sur les pièces de terre avec le fumier. »

Le concassage permet encore de rendre à l'avoine, qui a contracté un goût de moisi par un long séjour au grenier, ses qualités premières, de nettoyer celle qui provient des cargaisons de navire, d'en écarter les arêtes, etc. Et ces avantages divers sont d'autant plus appréciables qu'ils peuvent être obtenus avec une faible dépense. Il ne faut pour cela qu'un instrument, le *concasseur*, dont le prix (125 à 250 fr.), reste toujours fort au-dessous de l'économie qu'il procure. Sa construction est celle d'un moulin à café de grandes dimensions. On le fait mouvoir à bras, quand on n'a qu'un petit nombre d'animaux à nourrir; ou bien on le met en mouvement par un cours d'eau, un manége, une machine à vapeur ou tout autre moteur, si l'on a une grande quantité d'avoine à broyer.

Le moment est venu de faire observer que le broiement du grain doit s'arrêter au simple concassage et ne pas aller jusqu'à la mouture complète. De la farine d'avoine, en effet, pouvant s'empâter, se prendre en masse, dans la bouche et l'estomac, serait à la fois plus difficile à avaler et plus longue à digérer. On comprendra cela très-bien en se figurant l'impossibilité que nous éprouverions nous-mêmes à ingérer de la farine crue de froment. L'avoine en fragments n'offre pas les mêmes inconvénients; elle ne peut se prendre en pâte, et par la mise à nu de la matière intérieure du grain, elle est suffisamment en état de subir complètement l'action digestive.

Il est vrai que lorsque le concassage de l'avoine est porté à un trop haut degré, de manière à produire des fragments d'une grande ténuité, on retombe à peu près dans les mêmes inconvénients que ceux offerts par l'usage de la farine pure, le grain se prenant alors en une masse pâteuse que l'animal avale avec peine et digère encore plus mal. Et comme il est assez difficile, en pratique, d'arrêter juste au point voulu la division des grains, il en résulte que, le plus souvent, l'avoine concassée, lorsqu'elle est administrée à la place de l'avoine ordinaire, constitue en réalité un médiocre aliment que nous ne trouvons nullement extraordinaire d'avoir vu abandonner, après quelques essais, par ceux qui en ont fait usage de cette manière. Il y a là une cause suffisante du discrédit, ou tout au moins de l'indifférence qui a frappé ce mode si essentiellement favorable de préparation de l'avoine, et fait obstacle à sa généralisation.

Mais, hâtons-nous de le dire, pour produire tout son effet, l'avoine concassée ne doit pas être donnée comme l'avoine entière, se substituer purement et simplement à celle-ci. Il faut alors la mélanger à d'autres fourrages plus grossièrement divisés, qui empêchent son agglomération, sa mise en pâte, ou bien la faire entrer dans une préparation résistante à la dent, et apte à subir une complète mastication. Nous exposerons ultérieurement les procédés applicables à la confection de ces mélanges et des autres modes perfectionnés d'administration des fourrages. Pour le moment, nous ne voulons qu'arrêter l'attention sur le principe, c'est-à-dire sur la nécessité, dès qu'on emploie l'avoine concassée, d'ajouter à l'application de ce système quelques soins complémentaires destinés à en assurer l'efficacité. Un progrès ne s'accomplit jamais seul ; toutes les réformes sont solidaires, et dès qu'on veut en opérer une, il faut, sous peine d'insuccès, la faire suivre de toutes celles qui en sont la conséquence. C'est l'oubli seul de cette vérité élémentaire qui a fait échouer tant d'innovations utiles, qu'une application bien entendue, ou réalisée dans les conditions voulues, eût certainement fait réussir.

Nous n'irons pas plus loin, cependant, sans mentionner le procédé suivi en Angleterre, et particulièrement à Londres, par la compagnie des Omnibus et la plupart des autres grandes entreprises qui entretiennent un grand nombre de chevaux, pour éviter les inconvénients de l'avoine concassée pure. Ce procédé consiste, non plus à diviser, mais à *écraser* l'avoine, en la faisant passer entre deux cylindres roulant l'un sur l'autre comme dans un laminoir. Le grain ainsi préparé, suivant M. Renault, qui vient de publier le résultat d'observations faites par lui dans les écuries de la compagnie des Omnibus, conserve sa forme première ; il faut le tenir à la main pour s'apercevoir de la modification qu'il a subie. Il est aplati, son écorce est fendillée, meurtrie, écrasée dans le sens de sa longueur, et à travers les fissures on voit la farine restée à peu près tout entière dans son enveloppe. Sous cette forme, les grains ne sont pas, comme on le répète généralement, en état de subir une plus complète mastication, attendu que le véritable concassage les mettrait, pour cela, dans de bien meilleures conditions ; mais ne s'agglomérant pas, ne se prenant pas en masse, ils se laissent bien plus complètement pénétrer, par la salive d'abord, puis par les sucs de l'estomac, et offrant de la sorte des points plus multipliés à l'action digestive, ils sont digérés à peu près en totalité et profitent intégralement à la nutrition de l'animal.

Ce système a l'avantage de pouvoir être appliqué sans nécessiter de modification importante dans le mode actuellement suivi par l'administration des fourrages. Mais le prix élevé de l'appareil servant à l'écrasement des grains empêchera d'une manière à peu près absolue son adoption par les petits propriétaires, obligés, pour y trouver leur compte, de s'en tenir aux méthodes les plus économiques. Nous donnerons, néanmoins, plus loin la description de cet appareil.

Comme toutes les nouveautés, fussent-elles les vérités les plus irréfutables, le concassage de l'avoine a eu ses détracteurs, parmi lesquels comptent surtout des écrivains allemands. Les uns prétendent que le concassage fait perdre à l'avoine une grande partie de ses principes nutritifs, soit pendant l'opération, soit pendant que les animaux la mangent. Nous ne réfuterons pas cet argument difficile à comprendre. D'autres soutiennent que les grains entiers profitent mieux aux chevaux, en ce qu'ils forcent ces animaux à exercer une mastication plus prolongée, ce qui rend l'insalivation plus complète.

Nous avons déjà répondu à cette objection, en faisant observer que l'avoine concassée doit être donnée en mélange pour pouvoir être complètement utilisée dans la digestion. Après cela, il est évident que le but de la mastication étant la division des aliments, ce but sera bien plus complètement atteint, si le travail des dents est à moitié fait d'avance par le concasseur.

En résumé, aucune objection sérieuse ne pouvant être faite au concassage de l'avoine, il est vivement à souhaiter de voir se répandre partout une pratique si essentiellement profitable et dont l'application n'offre aucune difficulté. Elle convient pour tous les chevaux en général. Mais pour les animaux jeunes ou vieux, pour ceux qui mangent avec voracité et sans mâcher, ou ceux qui ont de mauvaises dents ; pour les divers animaux, en un mot, qui ne peuvent faire subir à leurs aliments qu'une mastication incomplète, elle est tout simplement indispensable ; et nous ne croyons pas les propriétaires assez ennemis de leurs intérêts pour tarder plus longtemps à s'en apercevoir.

§ 2. — Du Foin et de la Paille.

Inconvénients du foin sec et entier. — Pertes occasionnées par l'usage des râteliers. — Avantages d'unir la paille au foin. — Consommation dans la mangeoire de la paille et du foin hachés. — De l'utilité spéciale de la paille.

Après l'avoine, la substance qui vient en première ligne est le *foin*, et particulièrement le foin des prairies naturelles ou foin ordinaire ; celui des prairies artificielles présentant un caractère exceptionnel qui en fait un fourrage à part sur l'emploi duquel nous reviendrons ultérieurement.

Le foin naturel, qui appelle maintenant notre attention, peut être considéré, sinon comme le plus important, mais au moins comme le plus général, le plus répandu de tous les aliments appropriés à l'espèce chevaline et aux autres solipèdes, âne et mulet. Il est presque toujours associé à l'avoine, et fort souvent, notamment dans les campagnes, pour les chevaux de ferme, il forme la nourriture exclusive de ces animaux. Malheureusement on n'en tire pas, malgré cet usage si répandu, tout le profit qu'on est en droit d'espérer, et cela par suite du mode actuellement suivi pour la préparation et l'administration du foin, mode plus défectueux encore, s'il est possible, que celui que nous avons vu mis en pratique pour l'avoine. En général, on se borne à recommander, à l'égard du foin, de le couper bien mûr, puis de le faire sécher, et de ne pas le donner avant qu'il ait *ressué* et passé l'hiver. Quand il est trop nouveau, dit-on, il est échauffant, peut produire de la pléthore et des indigestions; ce qui n'arrive pas quand il a été desséché, secoué, botteléé ; en d'autres termes, quand il a perdu une notable partie de ses sucs et de ses facultés nutritives.

Alors, ajoute-t-on, on peut, sans inconvénients, en donner davantage : nous le croyons sans peine. Seulement nous ne voyons pas quel bénéfice on trouve à procéder ainsi, car cela n'aboutit qu'à faire consommer inutilement une plus grande quantité de fourrage. S'il était frais, on en donnerait moins pour obtenir une nutrition équivalente, et ce serait tout économie, outre celle qu'on réaliserait par la suppression du travail de la dessiccation. Il est vrai qu'il n'est pas toujours possible d'avoir du fourrage frais, ou conservé de manière à se rapprocher plus ou moins de cet état; d'où la nécessité apparente de l'employer comme on le possède, c'est-à-dire plus ou moins desséché.

Mais cette nécessité n'est pas démontrée. De ce qu'on est obligé de faire dessécher le foin pour le conserver dans les fenils et dans les granges, il ne s'ensuit nullement que ce soit là l'état sous lequel il convient le mieux de le faire manger aux animaux.

L'homme aussi fait sécher souvent les substances alimentaires qu'il veut conserver pour lui-même; mais il les ramène toujours plus ou moins à leur état primitif avant de les consommer. C'est ce qu'il faudrait faire aussi pour les animaux. Car le foin, tel qu'on le leur donne, sous cette forme d'herbe durcie par la dessiccation que l'on sait, privé des sucs nutritifs que ne peuvent jamais remplacer les produits de la salivation, est une nourriture essentiellement imparfaite, qui charge les organes, se digère mal, et passe intacte en grande partie dans les déjections, qui doivent même à cela leur couleur invariablement verte.

Notons d'ailleurs que le foin, dans ces conditions, est déjà privé d'une bonne portion de ses feuilles et de ses graines, ses meilleures parties, tombées quand on a transporté le fourrage, quand on l'a mis en bottes, quand on l'a jeté des greniers dans les cours, des cours dans les écuries, des écuries dans les râteliers; et qu'à ces pertes s'ajoutent les inconvénients nombreux provenant de la coutume que l'on a encore si généralement de faire manger le foin dans les râteliers.

Le râtelier, en effet, fatigue le cheval, soit en l'obligeant à tenir la tête presque constamment élevée, position anormale et gênante pour un animal destiné à paître, soit en l'empêchant de se coucher, vu qu'il ne renonce guère à y chercher pâture que lorsqu'il est vide. Puis, le foin qu'on jette dans le râtelier laisse toujours tomber de la poussière sur la tête, dans les yeux du cheval; il laisse perdre en outre de nouvelles quantités des grains et des feuilles tenant aux végétaux qui composent cet aliment, lesquels finissent ainsi par n'être consommés qu'après avoir été presque entièrement privés des parties précisément les plus nutritives. Notons enfin que les chevaux, en tirant le foin du râtelier, en jettent une grande portion à terre, sous leurs pieds, parfois accidentellement, et d'autres fois volontairement, afin de trier le bon foin du mauvais; d'où une nouvelle cause de perte considérable de fourrage, que l'on peut, avec certitude de rester au-dessous de la vérité, évaluer à un quart au moins de la quantité totale. En y ajoutant un autre quart, pour ce qui est perdu durant la dessiccation et les autres opérations préliminaires auxquelles le fourrage est soumis, et pour ce qui passe dans les intestins sans être digéré, cela fait, au minimum, une bonne moitié de la ration entière non employée dans l'alimentation, et que le propriétaire peut, sans exagération, considérer comme une perte sèche se renouvelant pour lui chaque jour.

Pour éviter tout cela, il suffirait de *renoncer à l'usage des râteliers* et de *donner le foin haché et humecté, dans une mangeoire,* comme l'avoine et les autres grains. De la sorte, non-seulement on réaliserait une économie considérable, en rendant impossible toute perte de fourrage et en obtenant une même alimentation avec une somme de nourriture de beaucoup moindre que celle que l'on donne actuellement; mais encore l'animal lui-même s'en trouverait beaucoup mieux en ce que ses organes, non surchargés, pourraient alors digérer avec bien moins d'efforts.

Outre cela, la mastication serait beaucoup plus prompte, et laisserait à l'animal plus de temps pour se reposer. Un éleveur anglais, J. Curwan, a observé qu'un cheval met près de six heures pour mâcher et manger 14 livres de foin, tandis qu'il ne lui faut que vingt minutes pour ingérer la même quantité de nourriture coupée ou préparée. Sans prendre comme base définitive une aussi forte différence, on peut admettre que l'emploi du foin haché fera gagner chaque jour au cheval, sur le temps du repas, deux ou trois heures, qu'il pourra alors employer à se reposer, circonstance qui sera au moins aussi favorable à son bien-être que s'il recevait une plus forte ration.

Depuis longtemps, au surplus, il est admis que le foin, surtout employé seul, est une nourriture médiocre pour le cheval de travail, et qu'il contribue peu à le maintenir en force. Les Anglais, qui ont le plus multiplié, sous ce rapport, les observations et les essais, ont reconnu même qu'il vaut mieux ne l'administrer qu'en petite quantité, et le mêler à de la paille également hachée. A un cheval de taille moyenne, ils ne donnent pas plus de 6 kilogrammes de ce mélange par vingt-quatre heures. Chaque ration est d'ailleurs humectée d'avance et présentée au cheval dans la mangeoire. Ce système simple et économique a fait ses preuves, car c'est ainsi que sont à peu près tous entretenus aujourd'hui les magnifiques chevaux de trait anglais que les étrangers peuvent tous les jours admirer dans les rues de Londres.

Il en coûterait fort peu à nos propriétaires français d'imiter cet exemple si rationnel, conseillé à la fois par la raison et par l'expérience, par la science et par la pratique. Concasser l'avoine, hacher le foin ou la paille, ne sont pas des opérations qui puissent les arrêter, tant elles sont simples en elles-mêmes. On fabrique aujourd'hui pour cela des instruments à très-bas prix; et fussent-ils encore plus chers qu'ils coûteraient toujours bien peu, surtout si l'on avait un grand nombre d'animaux à nourrir, comparativement à l'importante économie qu'ils permettraient de réaliser.

Nous avons encore à présenter quelques observations, qui trouveront ici leur place, touchant l'emploi de la *paille* dans l'alimentation. On méconnaît assez généralement la valeur de la paille en tant que substance nutritive; on n'y voit guère qu'un moyen de lester les organes, d'*amuser* les animaux pendant les heures du repos, de tromper la faim sans l'apaiser. Disons-le tout de suite, si tel était le rôle véritable de la paille, le mieux serait d'en abandonner immédiatement l'usage, car il n'y aurait aucune utilité, et il y aurait, au contraire, beaucoup d'inconvénients à recourir à un semblable artifice. On s'astreindrait de la sorte à une dépense inutile dont le seul résultat serait de surcharger l'estomac du cheval, disposé déjà par nature à digérer avec lenteur, et dont une telle pratique, contraire aux règles de l'hygiène la plus élémentaire, ne pourrait qu'épuiser les forces de l'animal et faire naître chez lui des prédispositions aux indigestions.

La nécessité de *lester* les organes digestifs, de les tenir constamment remplis de matières plus ou moins inutiles à l'alimentation véritable, est encore un de ces préjugés, comme il y en a tant, transmis par la tradition, et pour la justification desquels on serait peut-être fort embarrassé de donner une bonne raison, tandis qu'il serait fort peu difficile d'en trouver cent pour la condamner. On s'explique pourtant comment une telle opinion a pu naître, car elle se concilie très-bien avec l'imperfection générale apportée à la préparation des aliments, administrés de manière à ne représenter que le *minimum* de matière alibile sous la plus grande masse possible, et avec l'ignorance générale des lois physiologiques de la nutrition, qu'elle semble même justifier.

Il est aisé pourtant de concevoir que l'excès de matière inutile dans l'estomac, lorsque déjà cet organe a fonctionné pour élaborer la totalité des principes nutritifs fournis par les aliments ingérés, n'ayant plus aucun usage, devient une fatigue pour les organes, et une cause de gêne durant le travail. Chacun sait que jamais l'on n'est plus disposé à n'importe quel exercice qu'au moment où, la digestion faite, on se sent, comme on dit, l'*estomac libre*. Il en est de même pour les animaux. En prenant les choses plus encore au pied de la lettre, on comprendra que la surcharge des organes est un surcroît de pesanteur, et que plus l'animal aura, dans son propre corps, un poids considérable à mouvoir, plus il usera, sans effet utile, des forces qui, rationnellement, devraient toutes être réservées pour le travail. Les animaux à l'état de nature ne vont pas chercher la nourriture qui les remplit le plus, mais celle qui les nourrit le mieux. A plus forte raison, quand nous les faisons travailler, leur devons-nous une alimentation substantielle qui entretienne le corps sans le surcharger et l'alourdir.

En conséquence de ces observations, si la paille peut être avec profit jointe à la ration des chevaux, c'est bien réellement à titre de matière alimentaire, possédant ses qualités spéciales, non moins utiles que celles du foin et de l'avoine. On estime chimiquement qu'elle présente, en moyenne, les deux cinquièmes de la valeur nutritive du foin, le cinquième de celle de l'avoine. C'est peu, si l'on envisage la question au point de vue purement chimique. Mais il est à présumer, et l'expérience est là pour appuyer cette manière de voir, que, par sa nature particulière, la paille a son utilité propre dans l'alimentation des solipèdes, qu'elle joue un rôle actif dans l'acte nutritif, et qu'enfin il y a, sous ce rapport, avantage à lui donner une part moins accessoire qu'on ne l'a fait jusqu'à présent.

L'emploi plus général de la paille serait assurément, pour la nourriture du cheval et des autres animaux, un véritable progrès économique, et tout à l'avantage du bétail, qui ne peut que gagner à l'introduction d'un élément nouveau dans les matières nécessaires à son entretien. Inutile d'ajouter que la paille dans ce cas profitera d'autant mieux qu'on l'administrera préparée comme le foin, broyée d'abord, puis hachée, mélangée et humectée. On peut la rendre plus nutritive encore par la fermentation ; mais c'est là un point sur lequel nous aurons plus tard à revenir, en indiquant un procédé général applicable à la préparation de toutes les substances alimentaires des animaux.

§ 3. — **Aliments divers.**

Nécessité de varier l'alimentation. — Avantage des fourrages artificiels, des graines légumineuses, du maïs, etc. — Mode d'emploi de ces substances.

L'avoine, le foin et la paille, bien que constituant la base essentielle de la nourriture des solipèdes, ne sont cependant pas les seules substances que l'on donne à manger à ces animaux. Il est encore d'autres matières fourragères souvent employées avec avantage, seules ou conjointement avec les précédentes et dont l'utilité est établie par le seul fait, aujourd'hui bien acquis à la pratique, après avoir été démontré par la science, de la nécessité de varier la nourriture, pour fournir au corps les éléments multiples indispensables à son entretien.

Il a été prouvé par expérience que plus l'alimentation est uniforme, moins elle profite ; que l'emploi d'un seul aliment entraîne la mort presque aussi rapidement que la privation complète de toute nourriture. Nombre de faits établissent cette vérité, sur la démonstration de laquelle nous ne pourrions nous étendre sans sortir des limites que nous nous sommes tracées. Il suffira à notre but d'indiquer l'importance générale, en principe, de la variété dans l'alimentation, pour aider à comprendre les avantages que l'on pourrait retirer de l'emploi méthodique et habituel, dans des proportions limitées, d'un grand nombre de substances, négligées de nos jours, uniquement parce que l'habitude n'en a pas consacré l'usage.

Le premier de ces avantages sera naturellement la mise à profit de matières souvent mal employées ou gaspillées, par l'ignorance où l'on est du parti qu'il est possible d'en tirer. A cela se joindra la possibilité d'obtenir un effet supérieur avec une quantité moindre d'aliments, car avec des matières plus diverses apportant chacune à l'organisme un des éléments essentiels à sa constitution, on augmente relativement l'effet produit par les unes et les autres; outre qu'on maintient plus aisément, de la sorte, les animaux en santé. Que de fois n'a-t-on pas vu des maladies chroniques céder sous la seule influence d'un changement de régime ? D'ailleurs le goût, l'instinct des animaux, qui leur font rechercher toujours des aliments variés, est un indice que l'on peut suivre à coup sûr ; la nature en cela, comme toujours, ayant mis en eux la tendance à préférer ce qui favorise le plus leur bien-être.

C'est en vertu de cette loi générale et sans exception qu'entre tous les aliments qui composent la nourriture habituelle du cheval, le foin des prairies naturelles est le seul qui puisse suffire, sans association, à une alimentation complète. L'avoine, sous ce rapport, ne saurait lui être comparée. Employée seule, elle amènerait bientôt la pléthore et des désordres notables dans la santé du sujet, dont la vie même ne tarderait pas à être compromise. Le foin, au contraire, dans la composition duquel entrent des végétaux en assez grand nombre, lesquels, malgré leur analogie de nature apparente, offrent cependant chacun leur composition et leurs qualités spéciales, entretient seul parfaitement la vie, bien que ses facultés alibiles soient considérées, en terme absolu, comme inférieures de moitié à celles de l'avoine.

Uni à ce dernier grain, il est plus avantageux encore et forme une nourriture suffisamment appréciée, puisqu'elle est la plus généralement adoptée. Si l'on y joint de la paille, l'effet sera naturellement plus complet; il le sera davantage par l'association d'autres matières, ces dernières fussent-elles de médiocre valeur, et à plus forte raison si ce sont des substances offrant déjà par elles-mêmes des qualités nutritives suffisamment prononcées.

De ces substances, celles dont l'emploi tend le plus à se généraliser, sont les fourrages des prairies artificielles : le *trèfle*, la *luzerne* (dit *sainfoin* dans le Midi) notamment, desséchés et préparés comme le foin ordinaire, et ayant une valeur nutritive supérieure à celle du foin, dans la proportion de 12 p. 100 environ. Seulement, comme ils sont composés d'un plus petit nombre de végétaux, ils ne pourraient, à l'égal du foin naturel, suffire exclusivement à l'alimentation. Mais en les introduisant à titre de mélange, pour un quart, par exemple, dans la quantité totale du fourrage, ils concourent efficacement à améliorer celui-ci, à en faire une nourriture excellente, et, de plus, avantageuse au point de vue économique, attendu qu'il en faut une quantité moindre que du fourrage ordinaire pour produire le même effet.

Il règne encore bien des préjugés sur les fourrages artificiels; on les croit, en général, dangereux pour la santé des animaux. Cette crainte est sans fondement aucun. Elle vient uniquement de ce qu'on a pour habitude de donner ces végétaux seuls, le plus souvent, au lieu et place du fourrage naturel. De là, les congestions sanguines, les indigestions, les pertes d'appétit, etc., éprouvées par les animaux, et que l'on attribue à la mauvaise qualité des aliments, alors qu'elles proviennent seulement du mauvais emploi de ces substances. En mélangeant, comme nous venons de le dire, les fourrages artificiels au foin ou à la paille, on fera, non-seulement disparaître tous ces inconvénients, mais on constituera de la sorte une alimentation de qualité supérieure pour les animaux, sans augmentation de frais pour les propriétaires.

Après les fourrages artificiels, les matières qui entrent le plus communément, à titre supplémentaire, dans l'alimentation du cheval, sont quelques graines légumineuses, et certains grains jouissant de propriétés nutritives assez prononcées. Parmi les premières, il faut compter surtout les *fèves* ou *fèveroles* et les *pois blancs*, dont on fait particulièrement usage en Angleterre, dans toutes les circonstances où l'on veut accroître exceptionnellement l'énergie des animaux. Ces graines, en effet, nourrissent un quart plus que l'avoine. Cela fait comprendre la nécessité de ne les jamais donner seules et de bien proportionner la ration totale à l'effet voulu. Viennent ensuite les grains, et notamment le *seigle* et l'*orge* qui se placent, pour la valeur nutritive, entre les fèveroles et l'avoine, et au mode d'emploi desquels s'appliquent toutes les considérations qui ont été présentées à propos de ce dernier grain. Seulement, comme le seigle et l'orge nourrissent un peu plus que l'avoine, — la différence est d'un dixième environ, — il faut, quand on en fait usage, diminuer d'autant la ration. Ajoutons que l'emploi de ces grains est tout entier subordonné aux circonstances, et ne peut pas faire l'objet d'une règle à établir, car l'avoine, dans nos pays, sera toujours préférée, et non sans raison, pour la nourriture des chevaux. Néanmoins, il y aura toujours avantage au point de vue de la santé des animaux, surtout pour ceux qui travaillent, à mêler ces grains en petite proportion à la ration ordinaire; ainsi, un cinquième d'orge ou de seigle, substitué à un cinquième d'avoine, ferait incontestablement un très-bon effet sur les bêtes de travail.

Un autre grain qu'il serait bien plus utile, à un point de vue économique général, surtout dans le Midi, d'introduire dans l'alimentation du cheval, c'est le *maïs*, que sa valeur nutritive, égale à celle du seigle, et par conséquent un peu supérieure à celle de l'avoine, classe parmi les aliments de premier choix; ce qui n'empêche pas qu'on en fasse généralement assez peu de cas. On sait, en effet, sans que nous ayons besoin de l'apprendre à personne, quel est l'usage presque secondaire du maïs dans nos contrées; il sert surtout à l'engraissement des porcs et de la volaille. Il est vrai que les cultivateurs en consomment eux-mêmes une certaine quantité. Mais la parcimonie accoutumée que les gens de la campagne apportent à tout ce qui les touche personnellement, à leur nourriture comme au reste, ne permet pas de voir là rien qui ressemble à une preuve de l'importance qu'ils accordent à cette substance alimentaire.

Nonobstant ce discrédit immérité, le maïs n'en est pas moins un grain très-nourrissant, dont l'usage, chez le cheval et chez tous les autres herbivores de la ferme, ne pourrait manquer d'exercer une heureuse influence, si on l'employait, non pas d'une manière exclusive, bien entendu, mais mélangé avec les autres fourrages. Sans parler de l'état de santé des populations humaines qui, dans l'ancien et le nouveau monde, se nourrissent de ce grain, rappelons que l'expérience a également démontré ses bons effets sur l'espèce chevaline, celle pour laquelle on semble le moins disposé à la croire favorable. Ainsi, au Mexique, il y a des quantités de mulets qui ne reçoivent pas d'autre nourriture, et beaucoup de chevaux qui vivent, faisant un fort travail, avec moitié paille et moitié maïs. Ce grain entre encore, pour une large part, dans la ration des chevaux en Espagne. En Italie, lors des campagnes de Bonaparte, il a souvent suppléé l'avoine avantageusement. On l'emploie encore sur les bords du Rhin, et là, comme sous les autres latitudes, les animaux paraissent parfaitement s'en trouver.

Il n'y a donc aucun motif sérieux à opposer à l'emploi du maïs pour la nourriture des chevaux; et il est permis de supposer qu'on pourrait y trouver parfois d'assez grands avantages, surtout lorsqu'il y a abondance de cette matière. Par son prix, à peu près égal à celui de l'avoine, il donnerait un certain bénéfice, en ce sens qu'il en faudrait une moindre quantité, et les animaux eux-mêmes, souvent, s'en trouveraient mieux. L'effet le plus favorable sera obtenu si l'on mêle les deux grains ensemble. La proportion d'ailleurs n'a rien de fixe, et doit être subordonnée aux circonstances. En thèse générale, on se trouvera bien de remplacer un quart d'avoine par un cinquième de maïs, si les animaux travaillent d'une manière soutenue, et un tiers d'avoine par un quart de maïs si leur travail se réduit à un léger exercice.

Il va sans dire que, plus encore que pour l'avoine, il est indispensable de concasser le maïs et de l'humecter avant de le présenter aux animaux, et enfin de le mêler, suivant le système que nous avons indiqué, à l'avoine broyée et au foin et à la paille hachés.

On donne encore fréquemment aux animaux de l'espèce chevaline le *son*, résidu des meuneries, et dont les propriétés nutritives, comme on sait, sont fort variables, suivant le degré de perfection des procédés de mouture, qui laissent à ce produit une proportion de farine plus ou moins grande. On estime, en moyenne, que la valeur alimentaire du son est équivalente à celle du foin. Mais, suivant les cas, elle peut doubler ou diminuer de moitié environ, ce qui fait de cette substance un aliment assez infidèle, d'autant que, par son uniformité de composition, il est loin d'avoir les autres avantages du foin. D'où le rôle généralement accessoire du son dans l'alimentation. Il convient surtout, soit comme assaisonnement, soit pour mêler aux boissons, notamment pour remédier à la crudité de certaines eaux. Enfin, il est utile comme moyen d'ajouter quelque chose à la variété des aliments; à ces titres divers, il justifie suffisamment son emploi, pour nous dispenser d'y insister davantage.

Outre les substances que nous avons mentionnées, ont encore été conseillées : certaines graines oléagineuses, de chènevis, de lin, de colza, etc., le sarrasin, divers tubercules et racines fourragères, etc. Mais ces matières, qui ne peuvent être que d'un usage exceptionnel pour l'alimentation du cheval, n'ont pas, sous ce rappel spécial, une importance assez grande pour nous engager à leur consacrer plus qu'une simple mention. Bornons-nous à citer la carotte, la pomme de terre, le topinambour, coupés, broyés ou en pulpes, comme pouvant le mieux convenir aux chevaux de ferme, aux juments poulinières et aux poulains.

§ 4. — De l'alimentation améliorée considérée en général.

Utilité d'humecter les aliments. — Autres précautions à prendre. — Avantages des unes et des autres démontrés par l'exemple des Anglais. — Modes divers d'alimentation du cheval suivis en Angleterre; système de la compagnie des Omnibus de Londres; économie réalisée. — Essais tentés en France; succès et insuccès; cause de ces derniers; moyens de les éviter.

Dans ce qui précède, concernant l'alimentation du cheval et les améliorations à y introduire, nous avons envisagé isolément les substances diverses consacrées à cet usage, et indiqué la forme sous laquelle leur emploi offre le plus d'avantages. Nous avons montré notamment l'économie importante que l'on obtiendrait si, au lieu de faire manger ces substances sèches et entières, comme on le pratique encore, on les donnait aux animaux, toujours préalablement divisées : par le concasseur, pour l'avoine et les autres grains; par le hache-paille, pour la paille, le foin et les fourrages artificiels; et, de plus, légèrement humectées par de l'eau pure ou un liquide farineux. Nous reviendrons maintenant sur l'administration de ces matières alimentaires considérées d'une manière générale, ce qui nous fournira l'occasion d'exposer plus en détail quelques points de la question qui n'ont été qu'effleurés.

Fixons d'abord l'attention sur l'utilité d'une pratique fort importante, bien que généralement négligée, savoir, l'*humectation* ou le mouillage préalable des aliments. Cette précaution a pour premier avantage d'empêcher l'animal de faire voler, avec son souffle ou par les mouvements de sa tête, des parcelles de fourrage qui se perdent, de fixer tout-à-fait le grain dans l'auge. En second lieu, elle favorise notablement les différents actes de l'action digestive, la mastication, l'insalivation, l'ingestion dans l'estomac, la digestion enfin.

Les animaux, comme nous-mêmes, ont besoin que tous leurs aliments soient imprégnés d'une certaine quantité d'eau, sans laquelle ils traversent difficilement les voies digestives. Mouiller les aliments que l'on donne aux animaux doit donc devenir une règle générale, un des points de départ, conjointement avec leur division préalable, de la réforme de l'alimentation. C'est le moyen principal, en effet, de ramener en partie les fourrages à l'état frais et naturel, c'est-à-dire dans les conditions où se trouvent les végétaux que fournit la terre aux animaux qui pâturent.

La négligence de cette précaution à l'égard des aliments distribués par la main de l'homme peut avoir quelquefois d'assez graves inconvénients. On comprend ainsi que des matières sèches introduites dans l'estomac, s'y imprégnant des sucs qu'elles y rencontrent, peuvent se gonfler jusqu'à distendre les organes et suspendre leurs fonctions. De là, les indigestions, les coliques, les ruptures d'estomac, si communément observées sur le cheval, et qu'il serait facile d'éviter par la précaution fort simple que nous indiquons. Dans les cas ordinaires, l'eau qui manque aux aliments est suppléée par une salivation plus abondante; mais cet excès de sécrétion épuise l'animal sans atteindre complètement le but désiré, et ne le laisse pas moins exposé aux accidents signalés.

Une autre grave conséquence de l'alimentation sèche est de forcer l'animal, quand on le fait boire après le repas, à prendre à la fois d'énormes quantités de boissons qui surchargent les organes, en ralentissent les fonctions, ou qui encore, lorsqu'on fait boire immédiatement après le repas, contribuent énergiquement à gonfler les matières ingérées, que leur état même de sécheresse, en les empêchant de cheminer à travers les voies digestives, a fait s'accumuler dans l'estomac; ce qui détermine une distension exagérée des organes, circonstance dont nous ferons suffisamment ressortir tout le danger, en rappelant ces accidents mortels qui en sont si fréquemment la conséquence. Signaler la cause de tels accidents, c'est en préparer la disparition. Au surplus, il est admis déjà, généralement, même parmi ceux qui ne croient pas cette pratique en général nécessaire, qu'elle est utile toutefois pour les chevaux faibles et convalescents. A *fortiori*, alors, elle convient pour tous. Et, si c'est une bonne coutume, il n'y a pas de raison pour n'en pas faire profiter tous les animaux sans exception.

Le seul inconvénient réel que l'on ait trouvé à l'emploi des aliments mouillés, c'est que les parcelles de fourrages qui restent dans l'auge, non consommées, après le repas, venant à entrer en fermentation, à s'aigrir, sont une cause de dégoût pour les animaux, si on n'a pas soin de nettoyer exactement l'auge chaque fois qu'on veut donner une nouvelle ration. Cet inconvénient n'en serait pas un, si ceux qui soignent les animaux avaient d'autres habitudes de propreté. Au surplus, il est aisé de l'éviter en se servant d'auges arrondies à leur fond, de manière à ne présenter aucun coin, aucun angle où puissent séjourner des portions d'aliments, et en ayant soin de n'en donner aux animaux que la quantité juste qu'ils peuvent manger. S'il en restait, malgré cela, les auges arrondies se nettoieraient d'ailleurs avec une grande facilité.

Faisons observer, avant d'aller plus loin, que s'il est utile de donner aux animaux des aliments aqueux ou humectés, cela ne veut pas dire qu'il leur faille beaucoup d'eau pour une bonne digestion. L'entretien de la santé n'exige qu'une quantité déterminée de ce liquide, et si les aliments en contiennent déjà une certaine proportion, il faut qu'elle soit en moins dans les boissons, conséquence avantageuse en ce qu'elle permet de se mettre à l'abri de la plupart des accidents dus aux excès de boissons. Dans tous les cas, d'ailleurs, il faut éviter de faire trop boire, car cette coutume pernicieuse a de nombreux inconvénients ; elle entraîne la perte des forces, le relâchement des tissus, l'état séreux du sang, cause ordinaire des œdèmes, des hydropisies, des affections cachectiques, de la morve, du farcin, quelquefois de la perte de la vue, etc.

La division et le mouillage des aliments, combinés avec un choix plus varié de la nourriture, constituent les pratiques les plus essentielles à adopter pour réaliser la réforme alimentaire des animaux domestiques. Pour la rendre complète, il est quelques autres précautions à observer que nous allons maintenant indiquer, en les empruntant surtout aux Anglais, l'expérience de nos voisins, sous ce rapport, étant aussi complète que possible, et pouvant nous fournir tous les exemples désirables. Ainsi, les Anglais ont pour habitude, non-seulement de ne donner le foin et la paille que hachés, et l'avoine que concassée, mais de mêler toujours, à chaque repas, ces substances entre elles, le plus complètement possible, de façon à les introduire simultanément dans l'estomac, circonstance tout-à-fait favorable à une bonne digestion. Quand ils y mêlent d'autres graines, tels que des pois blancs, des fèveroles, ceux-ci sont toujours également broyés et mêlés à la ration principale.

Inutile d'ajouter que les Anglais ne donnent jamais le mélange des matières fourragères sans l'avoir préalablement humecté. Ordinairement, ils le mouillent à l'eau froide, quelquefois à l'eau chaude, ce qui vaut mieux. Quelques-uns de leurs agronomes recommandent, comme préférable, de soumettre les aliments à l'action de la vapeur : ce que l'on pratique, soit en conduisant, à l'aide d'un tuyau flexible, un courant de vapeur à travers le fourrage, soit en versant sur le mélange préparé une bouillotte d'eau chaude. C'est là une excellente méthode à suivre, car elle offre le moyen de développer, dans les matières alimentaires, le maximum de leur puissance nutritive.

Moins routiniers que nous, dans toutes les questions de cette nature, les Anglais encore se sont depuis longtemps affranchis de toute règle fixe, de toute habitude invariable, pour l'alimentation de leurs animaux. Recherchant ce qui peut, avec le moins de dépense, produire le plus d'effet possible, ils font varier la nourriture au gré des circonstances, modifiant journellement la nature, la quantité, le nombre, la proportion relative des matières alimentaires, suivant le travail qu'ils exigent de l'animal, suivant sa force, son appétit, etc. ; car ils ne croient pas, et avec raison, que le même régime doive également convenir à tous les individus, comme on se l'imagine assez généralement chez nous, où règne encore la coutume de nourrir tous les chevaux de la même manière, de façon à donner presque toujours trop aux uns, pas assez aux autres, et à n'en satisfaire définitivement que le plus petit nombre.

Le cheval digère avec lenteur ; d'où la nécessité de le laisser en repos assez longtemps après le repas, si l'on veut éviter des indigestions plus ou moins graves, trop souvent occasionnées par l'habitude que l'on a de faire travailler les animaux sitôt après qu'ils ont mangé.

On sait, d'ailleurs, que les forces dues à l'alimentation ne sont données que par le fait d'une digestion accomplie et non par la seule présence des aliments dans les organes, ce que les Arabes expriment par ce proverbe : *Le cheval marche avec l'orge de la veille et non avec celle du jour,* et les Anglais, non moins prévoyants pour cela que pour le reste, hâtent d'abord la digestion en divisant les aliments. De plus, ils donnent des rations moins fortes à la fois, et par compensation ils augmentent le nombre des repas. Ils font faire ainsi, en général, quatre repas par jour, le plus fort le soir, afin que la digestion ait le temps de s'opérer pendant le repos plus long de la nuit; les plus petits, dans les intervalles du travail. Si les animaux sont gloutons, avalent la nourriture sans la mâcher, ce qui les affaiblit, leur cause des étourdissements, ils multiplient plus encore les repas et donnent chaque fois une moindre quantité d'aliments à manger. Ces pratiques sont les unes et les autres extrêmement rationnelles, et ne sauraient trop être conseillées aux propriétaires d'animaux, qui ont tout à gagner à les observer.

Quant à la manière dont la nourriture est préparée et présentée aux animaux, les différences, entre ce qui se passe en Angleterre et ce que l'on pratique en France, sont plus notables encore.

Dans les écuries ordinaires bien construites, la quantité de nourriture que l'animal doit recevoir chaque jour est placée au grenier, d'où on lui fait passer la portion qui lui est destinée pour chaque repas à l'aide d'une conduite de bois qui descend verticalement du grenier à la mangeoire. Près de l'embouchure supérieure de cette conduite est un baquet contenant la nourriture du cheval pendant vingt-quatre heures, ce qui permet de fractionner à volonté les rations, sans faire varier la somme totale de la nourriture donnée. En outre, pour empêcher l'animal de rejeter hors de la mangeoire, en cherchant les grains, la nourriture mélangée qu'on y a laissé tomber, on fait la mangeoire plus profonde qu'à l'ordinaire, et on la recouvre par des barres de chêne clouées, laissant entre elles, au-devant de chaque animal, un espace vide, ayant seulement l'étendue nécessaire pour qu'il puisse y passer sa tête et aller prendre sa nourriture.

Ces mangeoires offrent, au reste, des formes variables; mais toutes ont pour caractère commun d'être profondes et de former un bassin particulier pour chaque cheval. Celles qui ont paru à M. Renault le plus convenables consistent en une espèce d'auge semblable à nos mangeoires ordinaires, dont le fond est arrondi en bassin, ayant une longueur d'environ 80 à 90 centimètres sur une largeur de 30 à 32 centimètres, et dont l'ouverture est divisée en trois parties égales par deux barrettes en fer arrondies ou en bois de chêne, de manière à permettre au cheval de plonger sa tête jusqu'au fond de la mangeoire, mais à empêcher en même temps, comme nous l'avons dit, les mouvements brusques à droite et à gauche qu'il fait souvent pour écarter et choisir les grains.

Par ce moyen, le mélange de foin, de paille et d'avoine, est consommé intégralement et tout à la fois, surtout quand on emploie l'avoine écrasée qui, étant moins lisse et moins lourde, se mélange mieux au foin et à la paille hachés. On n'éprouve ainsi aucune perte et, en fin de compte, les animaux s'en trouvent mieux.

Dans les écuries de la compagnie des Omnibus, ces diverses opérations se pratiquent de la manière la plus régulière possible par une disposition particulière des locaux et un ensemble de machines comme on n'en trouve nulle part ailleurs. Une courte description de ces appareils ne sera donc pas sans intérêt. Nous l'empruntons encore au récit de M. Renault.

La compagnie d'abord, pour la préparation des aliments, a établi, dans des dépôts spéciaux, des machines à couper le foin et la paille, à écraser l'avoine, à concasser les fèves. Toutes ces machines, très-simples en elles-mêmes, se trouvent dans le même local, et sont mues par la vapeur au moyen d'un système très-peu compliqué opérant vite et bien.

On pèse les grains et fourrages à leur entrée dans le dépôt et à leur sortie, tout préparés, sur un pont à bascule.

Le dépôt est un bâtiment où il y a un premier, un rez-de-chaussée et un magasin au-dessous du rez-de-chaussée. Au premier étage sont déchargés le foin et la paille pesés. Là se trouvent deux ou trois appareils à hacher, suivant le nombre des rations à préparer. Deux hommes suffisent pour chaque appareil. L'un d'eux apporte le foin et la paille, et l'autre les introduit, mélangés suivant la proportion voulue, dans la machine. Les fragments coupés et parfaitement mêlés sont reçus dans l'ouverture à entonnoir d'un long tuyau en bois qui traverse le plancher, et tombent au rez-de-chaussée où ils se forment en tas. Deux hommes coupent ainsi, par jour, 2,570 kilogrammes de fourrage, entrant dans les rations de 588 chevaux.

L'avoine pesée est également déchargée dans la pièce du premier étage. Là, on vide immédiatement les sacs dans une ouverture percée sur le plancher et garnie à son fond d'une grille dont les intervalles n'ont que la largeur nécessaire pour laisser passer les grains; les pailles, les pelotes de terre, les pierres et autres corps étrangers qu'elle peut contenir sont retenus et séparés.

Ayant traversé cette grille, l'avoine tombe en tas sur le sol du rez-de-chaussée, et, dans sa chute, elle perd une grande partie de la poussière qu'elle contient toujours plus ou moins. De ce tas, au moyen d'une chaîne sans fin, à augets, traversant le plafond du rez-de-chaussée, qui vient la prendre, l'avoine est remontée dans la partie supérieure du premier étage, où elle est incessamment versée, par les augets, dans l'entonnoir d'un appareil qui la conduit dans un cylindre creux en toile métallique. Ce cylindre, légèrement incliné, tourne rapidement sur lui-même et achève de nettoyer l'avoine du reste de poussière qu'elle pourrait contenir.

En glissant de ce cylindre, par le fait de l'inclinaison de celui-ci, l'avoine tombe et s'étale sur une surface grillée qui se meut incessament de droite à gauche. L'avoine se tamise encore sur cette grille qui ne laisse passer que les grains, et retient les corps plus volumineux, lesquels glissent sur la surface penchée de la grille et sont ainsi séparés de l'avoine. Celle-ci tombe alors dans une large gouttière en bois, également inclinée, qui la verse dans l'appareil destiné à l'écrasement.

Cet appareil, nous l'avons dit déjà, se compose de deux cylindres, pleins, à surface parfaitement unie, placés parallèlement l'un près de l'autre, et qui tournent sur eux-mêmes en sens inverse. L'avoine s'aplatit, s'écrase, en passant entre ces deux cylindres, que l'on peut rapprocher plus ou moins l'un de l'autre, suivant le degré d'écrasement que l'on veut donner au grain.

Celui-ci, en sortant d'entre les cylindres, tombe dans un long tuyau en bois qui traverse le plancher et se ramasse en tas au rez-de-chaussée, à peu de distance du tas de paille et de foin hachés et mêlés.

Entre les deux tas est percé, dans le plancher qui sépare le rez-de-chaussée du magasin situé au-dessous et formant cave, une ouverture large de près de 2 mètres carrés constituant une excavation profonde de 70 à 80 centimètres, dont le fond est formé par quatre ou cinq planches de chêne, qui, rapprochées par leurs côtés, ferment complètement cette excavation.

Deux balances bascules se trouvent placées : l'une entre cette excavation et le tas d'avoine écrasée ; l'autre du côté opposé, entre l'excavation et le tas de foin et de paille hachés. Un homme est de chaque côté, tenant à sa disposition une manne d'une capacité calculée pour contenir une poids donné de chacune de ces denrées. Ils remplissent l'un et l'autre leur manne avec la substance placée de leur côté respectif, vérifient sur la bascule qu'elle en contient exactement le poids voulu, lequel doit correspondre à trois rations (21 kil. 75 d'avoine, 13 kil. 60 de fourrage), puis ils en versent le contenu dans l'excavation. L'un des deux hommes alors appuyant sur un petit bras de levier qui est à sa portée, on voit aussitôt l'assemblage des planches formant le fond de l'excavation exécuter d'abord quatre à cinq mouvements rapides, espèces de secousses de va-et-vient qui opèrent instantanément le mélange du contenu des deux mannes. Puis chacune des planches pivotant sur elle-même et se plaçant de champ, l'ensemble du mélange s'échappe en masse par les larges intervalles que les planches laissent entre elles. Après quoi, et tout aussitôt, elles reviennent sur elles-mêmes, reprennent leur position première, et referment ainsi le fond de l'excavation dans laquelle les ouvriers versent de nouvelles mannes d'avoine et de fourrage haché, qui se mélangent, s'échappent de la même manière, et ainsi de suite. Tout cela marche avec une rapidité et une simplicité de mécanisme qui étonnent.

En s'échappant de l'appareil, le mélange, contenant trois rations, tombe encore dans un conduit en bois dont l'orifice inférieur, qui aboutit dans l'étage sous-sol, le verse dans un sac d'une contenance calculée de trois rations, qu'un homme présente ouvert à cet orifice. A ce sac, instantanément rempli et fermé, en succède un autre pour recevoir la nouvelle quantité qui tombe, et ainsi successivement.

De ce magasin inférieur, les sacs sont ensuite transportés dans les divers établissements de la compagnie, pour y être distribués chaque jour aux chevaux. On fait les sacs de trois rations, parce que les attelages sont ordinairement de trois chevaux ; mais on peut à volonté les faire de deux, quatre ou cinq rations, suivant le nombre de chevaux composant les attelages.

Tous ces appareils sont mus à la fois par une même machine à vapeur. Celle qui fonctionne aux Omnibus est de douze chevaux.

Il est douteux qu'un tel système reçoive en France une bien prompte application. Cependant il méritait d'y être connu, ne fût-ce que pour montrer à quelle distance nous sommes encore sous ce rapport de nos voisins d'outre-Manche, et pour donner à nos propriétaires de chevaux une idée des améliorations pratiques qu'il leur serait possible d'introduire dans le mode de préparation et de distribution de la nourriture généralement en usage aujourd'hui. Ajoutons que, dans la grande majorité des circonstances, l'appareil, non pas compliqué, mais étendu, de la compagnie des Omnibus de Londres, serait, chez nous, sans utilité réelle. Mais entre ce perfectionnement radical et le système primitif que nous suivons encore, il y a des degrés, des intermédiaires, dont l'adoption serait déjà un progrès sur l'état actuel des choses; et en attendant mieux, c'est là au moins ce qu'on peut demander.

Quant à l'économie que l'application du système nouveau en Angleterre, — où les chevaux, en général, travaillent beaucoup, — a procuré aux propriétaires, le chiffre exact en est difficile à préciser, vu la variété des procédés d'alimentation suivis. A la compagnie des Omnibus de Londres, les chevaux qui recevaient anciennement, par jour :

Avoine entière,	8 kil. 60	valant 2 fr. 35 c.
Foin entier, dans les râteliers,	5 — 90	

Ne reçoivent plus aujourd'hui, que :

Avoine écrasée,	7 kil. 25	
Foin haché,	3 — 40	valant 1 fr. 90 c.
Paille hachée,	1 — 15	

Ce qui fait une différence numérique, calculée d'après le prix ordinaire des denrées, de 45 centimes. Mais il faut tenir compte de toutes les dépenses afférentes à la manutention, et à la préparation de l'avoine, du foin et de la paille. Cette déduction faite, la compagnie arrive encore à trouver une économie de deux à trois pence (en moyenne 25 centimes) par cheval et par jour, diminution assez importante qui, répétée tous les jours sur un grand nombre de têtes, finit par former au bout de l'année un chiffre considérable.

Les propriétaires anglais autres que la compagnie des Omnibus, dont les chevaux n'ont pas un travail aussi considérable à faire, nourrissent leurs animaux avec une ration d'avoine bien moindre que celle fixée par ladite compagnie. Ainsi il est beaucoup de personnes qui ne donnent que 2 à 4 kilogrammes de ce grain concassé, mélangé à 5 à 6 kilogrammes de *chaff* (mélange de foin et de paille hachés), dans lequel souvent la paille domine. Dans un article récemment publié (*Moniteur des comices*, n° du 17 avril 1858, p. 350), on indique, comme ration des chevaux de labour en Angleterre, le mélange suivant : avoine concassée, 6 à 7 litres; farines de fèves, 1 litre ½ à 2 litres ¼; foin haché, environ 75 litres; turneps haché très-fin et mêlé avec le foin, 18 à 20 litres; menue paille d'orge, avec l'avoine, quantité indéterminée. Si le cheval est de forte taille ou travaille davantage, on ajoute 1 kilogramme de son, et 1 kilogramme de pois ou de fèveroles. Tout cela réuni, fait au maximum une dépense de 1 fr. 65 c. à 1 fr. 70 c. par jour.

A Paris, où le foin et la paille sont moins chers qu'à Londres, le prix de la ration, pour des chevaux de force équivalente, s'élève depuis 1 fr. 90 c. jusqu'à 3 fr. 50 c. Il est vrai qu'il en est auxquels on donne jusqu'à 10 kilog. ou 20 litres d'avoine par jour, plus 7 kilog. de foin et 10 litres de son : ration excessive, qui ne serait certainement pas nécessaire si on faisait usage d'aliments préparés.

Ces diverses proportions sont évidemment hors de comparaison avec les quantités exigées dans le Midi de la France, où le climat permet de nourrir les animaux avec une bien plus faible quantité d'aliments, et où les travaux, d'ailleurs, ne sont jamais aussi considérables; ce qui fait qu'on y rencontre peu de chevaux, même dans les villes, dont la nourriture dépasse journellement le prix de 1 fr. 50 c. Mais il est permis de considérer les chiffres susmentionnés, comme les termes d'une proportion générale, applicable dans les contrées méridionales comme partout ailleurs, et d'après laquelle il est possible de calculer d'avance l'économie qui doit résulter pour chaque pays de l'usage de l'alimentation perfectionnée. On peut en fixer la quotité approximative, — en ne tenant pas compte des dépenses faites, soit pour l'acquisition des machines destinées à préparer les aliments, soit pour la main-d'œuvre, — à un tiers ou un quart, suivant la nature des aliments composant la consommation journalière, pour l'ensemble de la ration. Quant aux dépenses à faire pour en arriver là, on conçoit qu'elles se réduisent proportionnellement à l'augmentation du nombre des animaux à nourrir. Fixons-les, par exemple, à une somme ronde de 400 francs, et supposons une économie minimum de 30 centimes par tête et par jour, frais de main-d'œuvre déduits.

Avec un seul cheval, il faudra, pour rentrer dans ses déboursés, 1,333 jours, soit 3 ans, 7 mois et 25 jours.

Avec dix chevaux, il ne faudra plus que 133 jours ou 4 mois et 11 jours.

Avec cent chevaux, il faudra seulement 13 jours, et ainsi de suite. Chacun, d'après ces bases, qui ne sont, bien entendu, qu'approximatives, pourra sans peine se rendre compte de l'économie à faire suivant les circonstances où il se trouvera placé, en calculant d'ailleurs que la dépense une fois couverte, l'épargne journalière se constitue ensuite indéfiniment en bénéfice net. C'est à ce point de vue surtout qu'il faut considérer l'opération, laquelle devient ainsi un placement pour l'avenir. Les meilleurs placements sont-ils jamais autre chose ?

On peut juger, dans tous les cas, par ces chiffres, de la différence importante qui existe, par suite du mode spécial d'alimentation suivi à Londres et à Paris, dans le prix de revient de la nourriture des chevaux de travail employés dans l'une et l'autre capitales. Toutefois, en France, on est encore aujourd'hui peu fixé sur ce point ; on ne s'y rend pas suffisamment compte, malgré les essais couronnés de succès de nos voisins, de l'économie que permettrait de réaliser l'adoption du nouveau système qui n'a été expérimenté, au reste, que sur une très-petite échelle, et n'a pu donner encore, conséquemment, des résultats assez multipliés pour entraîner la conviction générale.

L'exemple le plus concluant à cet égard est celui fourni par M. Noël fils, maître de poste à Chartres, et cité par M. Renault dans son travail. M. Noël possédait vingt-six chevaux employés à divers services, aux omnibus et au factage accéléré, au camionnage et à la ferme. Il commença le 1er janvier 1857 à les soumettre au nouveau régime : avoine concassée — et non écrasée, — foin et paille hachés menus, le tout donné en mélange légèrement mouillé, dans la proportion de : $^3/_5$ d'avoine, $^1/_5$ de foin et $^1/_5$ de paille ; plus, dans l'hiver, un peu de son et de féveroles concassées. Voici les résultats acquis, consacrés par une année d'expérience :

1° **Chevaux d'omnibus et de factage accéléré** (3 chevaux).

	Ration ancienne.	*Ration nouvelle.*	*Economie.*	*Dépense en plus.*
Avoine. .	9 k. »	7 k. »	2 k. » à 19 c. le k. : 38 c.	. . . .
Foin.. . .	7 k. 500 g.	2 k. 500 g.	5 k. » à 10 c. le k. : 50 c.	. . . .
Paille.		2 k. 500 g.	. . . .	à 4 c. le k. : 10 c.
Son. . . .	» 800 g.	» 500 g.	» 300 g., à 13 c. le k. : 5 c., 40	. . . .
Fèveroles.		» 500 g.	. . . .	à 25 c. le k. : 12 c., 50
			Totaux. . . . . 93 c., 40	22 c., 50

Ce qui fait une économie définitive de 70 c. 90 par jour sur chaque cheval d'omnibus ; soit par an, pour les trois chevaux, 776 fr. 35 c.

2° **Chevaux employés au camionnage** (7 chevaux).

	Ration ancienne.	*Ration nouvelle.*	*Economie.*	*Dépense en plus.*
Avoine. .	12 k. 500 g.	7 k. 500 g.	4 k. 500 g., à 19 c. le k. : 85 c.	. . . .
Foin. . . .	9 k. »	3 k. »	6 k. » à 10 c. le k. : 60 c.	. . . .
Paille.		3 k. »	. . . .	à 4 c. le k. : 12 c.
Son. . . .	1 k. »	1 k. »	. . . .	. . . .
Féveroles.		» 500 g.	. . . .	à 25 c. le k. : 12 c., 50
			Totaux. 1 fr. 45 c.	24 c., 50

D'où une économie journalière de 1 fr. 20 c. 50 sur chaque cheval de camion, soit, pour les sept chevaux, par an, 3,078 fr. 80 c.

3° Chevaux de ferme (16 chevaux).

	Ration ancienne.	Ration nouvelle.	Economie.	Dépense en plus.
Avoine	9 k. »	6 k. »	3 k. » à 19 c. le k. : 57 c.	. . . .
Foin	7 k. »	3 k. »	4 k. » à 10 c. le k. : 40 c.	. . . .
Paille	. . . . . .	3 k. »	. . . .	à 4 c. le k. : 12 c.
Farine d'orge	. . . . . .	» 500 g.	. . . .	à 18 c. le k. : 9 c.
Féveroles	. . . . . .	» 250 g.	. . . .	à 25 c. le k : 6 c., 25
		Totaux	97 c.	27 c., 25

Soit une économie journalière de près de 70 centimes par cheval, et par an, pour les seize chevaux, 4,073 fr. 40 c.

Ce qui fait pour les vingt-six chevaux une économie annuelle totale de 7,928 fr. 55 c. réalisée sur le prix de leur nourriture, par M. Noël, depuis qu'il a adopté l'alimentation avec les grains écrasés et les fourrages hachés. De ce chiffre, il faut nécessairement retrancher les frais de main-d'œuvre et d'outillage; mais diminua-t-on pour cela les chiffres ci-dessus d'un cinquième, d'un quart, d'un tiers même, l'économie restante serait encore assez importante pour mériter d'être prise en sérieuse considération.

M. Renault ajoute que tous les chevaux de M. Noël sont dans un excellent état de santé, que tous mangent avec appétit les aliments préparés qui composent exclusivement leur nourriture, et que tous, à l'exception d'un seul, s'y sont très-promptement habitués. Un seul refusa d'abord d'y toucher : c'était un cheval qui avait été toujours fort délicat sur sa nourriture. On le laissa à la diète soixante-douze heures, et au bout de ce temps, mis en présence de sa ration, il se jeta dessus avec avidité; depuis lors il la mange avec le même appétit que les autres. On n'a remarqué non plus aucun cas de diarrhée, et M. Noël affirme n'avoir pas eu un seul cheval malade depuis qu'il les a soumis à ce régime ; que loin de là, plusieurs chevaux, auparavant faibles, mauvais mangeurs, s'étaient refaits et avaient pris de l'embonpoint et de la force sous l'influence de l'alimentation préparée.

Il faut faire observer cependant que, pendant les premières semaines du nouveau régime, auquel les animaux étaient passés sans transition aucune, ils perdirent un peu de leur vigueur. Mais leur énergie ne tarda pas à reparaître, et depuis ils se sont toujours montrés aussi forts et aussi ardents qu'auparavant.

Une autre particularité à noter, c'est qu'à partir du moment où on a fait usage de l'avoine concassée, les poules de la ferme ont cessé de venir gratter sur les fumiers pour y chercher leur nourriture : preuve que les grains d'avoine sont digérés en totalité, et ne sortent plus intacts du canal alimentaire.

Après l'exemple de M. Noël, M. Renault cite, dans son mémoire, celui de M. Bailleau, propriétaire à Illiers, près de Chartres, qui essaya le régime de l'avoine concassée et des fourrages hachés, pendant sept mois, du 1er novembre 1856 au 1er juin 1857, sur quatorze fortes juments percheronnes, employées à un travail très-fatigant. Il leur donnait auparavant, en ration journalière, de l'avoine et de la luzerne seulement; pendant l'expérimentation, il y a joint de la paille hachée, et donné le tout en mélange comme les Anglais et M. Noël. Voici le tableau du résultat définitif acquis :

	Ration ancienne.	*Ration nouvelle.*	*Économie.*	*Dépense en plus.*
Avoine. .	6 kilog.	5 kilog.	1 k., à 19 c. le k. : 19 c.	. . . .
Luzerne. .	9 —	5 —	4 k., à 10 c. le k. : 40 c.	. . . .
Paille. . .	. . . . . .	3	. . . .	à 4 c. le k. : 12 c.
			Totaux. . . . . 59 c.	12 c.

D'où une économie nette de 47 c. par ration journalière, que M. Bailleau estime à 20 ou 25 c. plus haut, en ce que les trois quarts de la ration de luzerne se composent de la moitié inférieure et des tiges de cette plante laissées par les moutons dans leurs râteliers, et qui étaient perdues auparavant. C'est donc, défalcation faite des frais de main-d'œuvre et d'outillage, une économie d'au moins 60 c. par jour, ce qui, pour l'année et pour les seize juments, fait une somme d'environ 3,060 fr.

Les résultats du nouveau régime ont été les mêmes que chez M. Noël. Il n'y a pas eu de diarrhée ni d'autres maladies; chez une des juments qui était sujette aux coliques après les repas, cet incident cessa de se manifester. Pendant les quinze premiers jours, les bêtes semblèrent avoir moins d'ardeur et de résistance au travail; mais au bout de ce temps leur vigueur reparut et ne s'est pas démentie ensuite un seul instant.

Les mêmes essais ont encore été faits, à Paris, à la compagnie impériale des Voitures de place; mais les résultats n'en ont pas encore été publiés. Ils ont été aussi entrepris à la compagnie Richer, qui fait le service des vidanges dans le département de la Seine, et occupe à son service quatre cents chevaux, dont une partie travaille le jour et l'autre la nuit. Voici ce qui avait été constaté dans cette dernière compagnie, après cinq mois d'expérience, au moment où M. Renault écrivait son mémoire :

	Ration ancienne.	*Ration nouvelle.*	*Economie.*	*Dépense en plus.*
Avoine.	10 k. »	8 k. 500 g.	1 k. 500 g., à 22 c le k. : 33 c	. . . .
Son.	1 k. 200 g.	1 k 200 g.	. . . .	. . . .
Foin	7 k. 500 g.	5 k. »	2 k 500 g., à 11 c. le k. : 28 c.	. . . .
Paille.	. . . .	4 k. »	. . . .	à 4 c. le k. : 16 c.
			Totaux. . . . . 61 c.	16 c.

Reste donc une diminution de 45 c. par ration journalière. Si on ôte encore 10 c. pour outillage et main-d'œuvre, cela fait une économie nette définitive de 35 c. par jour et par cheval, soit, par an, pour les vingt chevaux mis en expérience, 2,555 fr.

D'abord on avait donné séparément les fourrages et l'avoine; puis on a fini par donner le tout mélangé, ce qui est plus facile et plus prompt. Les chevaux ont été quelque temps avant de se faire à ce régime; mais à la fin ils s'y sont accoutumés parfaitement. Pas plus que chez les propriétaires dont nous avons plus haut cité les noms, ils n'ont éprouvé d'indispositions. Ils ont bien, comme les autres, en commençant, maigri et perdu de leur vigueur; mais de même que ceux-ci ils sont en peu de temps revenus à leur bon état primitif, qui n'a plus ensuite éprouvé d'atteinte.

Voilà une série de faits qui contribueront sans doute puissamment à fixer les esprits sur la portée économique du nouveau système d'alimentation proposé pour le cheval. Toutefois, nous croyons qu'il y a lieu de procéder avec prudence dans l'appréciation définitive qu'il convient d'en faire. M. Renault, qui a fourni à l'appui de la nouvelle méthode de si précieux arguments pratiques, se tient dans la même réserve, seul moyen d'éviter de dangereuses déceptions. Malgré tout ce qu'il a observé sur les effets de l'alimentation perfectionnée, il n'en infère pas « que ses avantages soient déjà » chose jugée, et qu'il y ait lieu, dès à présent, à en pro» clamer l'excellence, à en conseiller et prétendre qu'il faille » immédiatement en généraliser l'emploi sur nos chevaux. » La matière est trop délicate, l'expérience n'est encore ni » assez complète ni assez prolongée; les conséquences d'une » trop grande précipitation à l'adopter pourraient être trop » graves, pour qu'il soit prudent de conclure et de marcher » si vite. »

Ces craintes sont motivées par certaines tentatives infructueuses que quelques personnes éclairées ont dit avoir faites, mais sans rapporter toutefois les détails des expériences, ce qui ne laisse pas que de leur enlever beaucoup de leur portée, et nous dispense conséquemment de les prendre en trop sérieuse considération. Un insuccès moins problématique, et dont il importe davantage de tenir compte, est celui qu'a éprouvé la compagnie lyonnaise des Omnibus, voitures et voies ferrées, à la suite de quelques expériences entreprises sous la direction de M. Rey, professeur à l'Ecole vétérinaire de Lyon, lequel rapporte, dans le *Journ. de méd. vét.*, 1858, nº de mars, les faits suivants :

Les essais ont été commencés le 3 décembre 1857 sur cinquante-neuf chevaux entiers, de race percheronne, attachés au service des omnibus de la ville. On a expérimenté pendant deux mois, en modifiant la ration au commencement du second mois. Voici les rations qui furent distribuées :

	Ration ancienne.		*Ration nouvelle.*			
			1er mois.		2e mois.	
Avoine.	8 k.	»	7 k.	»	7 k.	250 g.
Foin.	8 k.	»	6 k.	»	5 k.	»
Paille.	4 k	»	3 k.	»	3 k.	»
Farine d'orge.	»	160 g.	. . .	. . . .	. . .	. . . .
Son.	»	500 g.	»	500 g.	»	500 g.

La nourriture était donnée en trois repas de quantité égale et le mélange légèrement humecté avec de l'eau ordinaire. Tout compte fait, on évalua l'économie obtenue pendant ces deux mois, pour les cinquante-neuf chevaux, à 752 fr. 25 c. Mais, ajoute M. Rey, ce résultat assez minime ne peut compenser la perte éprouvée par ces chevaux, sous le rapport de la dépréciation. Il n'y a pas eu, il est vrai, un seul cas de maladie pendant les deux mois, et aucun des chevaux n'a été atteint de coliques, toujours si fréquentes dans les autres services. Mais la plupart ont maigri d'une manière notable pendant le premier mois; ils ont un peu repris pendant le deuxième, tout en conservant cependant les chairs molles. Leurs forces ont également beaucoup diminué. Les chevaux, quoique entiers, ne hennissaient plus; ils tenaient la tête basse et se montraient mous au travail. Vers la fin du deuxième mois, plusieurs chevaux étaient couronnés; quatorze d'entre eux avaient la diarrhée. — On cessa les essais. — Un mois après le retour à l'ancienne nourriture, tous les chevaux avaient repris leur vigueur, et un embonpoint supérieur à celui constaté au début des expériences.

« En résumé, dit M. Rey, les essais faits à Lyon ne sont
» pas favorables au régime de l'alimentation hachée. Ils tendent à prouver que ce régime enlève une partie de leur
» vigueur aux chevaux qui doivent travailler en trottant et
» les rend trop mous pour faire un bon service. Toutefois,

» ajoute le professeur de Lyon, je m'empresse de reconnaî-
» tre que ces essais ne sont pas suffisants et n'ont pas eu
» assez de durée pour faire condamner ce système en dernier
» ressort... »

Ces conclusions seraient peu encourageantes pour l'adoption du nouveau système d'alimentation s'il fallait les considérer comme pouvant être d'une application générale, — à supposer qu'on puisse s'expliquer comment une méthode qui a pour objet de faciliter la complète digestion des substances alimentaires, est de nature à exercer sur les animaux une action nuisible. Mais les faits contraires que nous avons précédemment rapportés rangent nécessairement les derniers dans l'exception et leur ôtent ainsi une grande partie de leur valeur. S'ils sont vrais, les autres le sont aussi; et des essais négatifs ne prouvent jamais rien contre des résultats positifs, sinon, le plus souvent, qu'on a échoué parce qu'on n'a pas rempli toutes les conditions exigées pour le succès. Or, c'est là précisément le cas de la compagnie lyonnaise, dont l'insuccès n'a été que la conséquence d'une expérimentation incomplète, comme il est facile de s'en convaincre en entrant dans l'examen des détails de l'opération.

La réforme de l'alimentation, nous l'avons répété souvent, ne consiste pas seulement dans la division des matières alimentaires, mais encore dans un choix plus varié de ces matières, dans l'addition de matières nouvelles substituées à celles données auparavant d'une manière exclusive. C'est ainsi que procèdent les Anglais, qu'ont procédé également, dans notre pays, tous ceux qui ont fait des essais heureux. M. Noël, que nous avons cité, donnait à ses chevaux, avant d'user du nouveau mode de nourriture, de l'avoine et du foin exclusivement, plus, à quelques-uns, une petite ration de son. Dans la ration nouvelle, il introduisit de la paille hachée, des féveroles concassées, et même de la farine d'orge, et constitua ainsi une nourriture variée dont les bons effets ne se sont pas démentis. A-t-on procédé de la sorte à la compagnie lyonnaise? Tout au contraire; — voir le tableau plus haut, page 44. — On donnait, avant les expériences, avoine, foin, paille, son et farine d'orge. Pendant leur durée, par un calcul dont il est assez difficile de se rendre compte, non-seulement on n'ajouta rien à la ration, mais on supprima la farine d'orge, précisément la substance la plus nutritive, et cela nonobstant la diminution qu'on fit subir aux autres matières entrant dans cette ration. Il eût été bien difficile qu'une telle manière d'opérer, consistant à abaisser à la fois la qualité et la quantité des aliments, ne portât pas préjudice aux sujets soumis aux expériences. Les insuccès de la compagnie lyonnaise ne prouvent donc rien, quant à la question que nous agitons, sinon l'impossibilité de réussir, dans quelque entreprise que ce soit, lorsqu'on en néglige les conditions les plus essentielles.

Il en est souvent ainsi dans les choses nouvelles; on échoue parce qu'on n'observe qu'à moitié les précautions recommandées; et pour excuser sa propre négligence, au premier insuccès, on condamne ce que l'on n'a qu'imparfaitement expérimenté. C'est pourquoi, malgré les avantages réels et bien démontrés aujourd'hui, par une suffisante expérience, de l'alimentation préparée pour les animaux, nous ne conseillerons pas à tout le monde de l'adopter immédiatement et sans réflexion, surtout sans en avoir pesé, au préalable, tous les avantages et les inconvénients; sans s'être mis en mesure de remplir toutes les conditions voulues; sans s'être prémuni contre les difficultés, les embarras, parfois les insuccès temporaires qui accompagnent toute entreprise à son début, et avec les divers détails de laquelle on ne s'est pas encore suffisamment familiarisé.

Et si l'on rencontre encore aujourd'hui tant d'incertitude à cet égard, c'est que, jusqu'à présent, on a beaucoup plus discuté qu'essayé les divers systèmes d'alimentation économique; c'est que la plupart du temps on ne les a appliqués que dans des cas de disette, ou pour tirer parti de fourrages avariés ou de mauvaise qualité, et non comme méthode régulière et continue; et que, de ces tentatives isolées, mal dirigées, inexactement suivies et toujours trop peu prolongées, on n'a pu retirer aucune règle générale, propre à guider ceux qui seraient disposés à entrer dans cette voie.

D'un autre côté, il ne faut pas non plus, en débutant, s'exagérer les résultats à obtenir, exiger l'impossible. Les meilleures préparations ne produisent pas tout d'abord un gain considérable, vu les dépenses premières à faire, et il faut prévoir cela. Il importe également de tenir compte des habitudes acquises par les organes qui doivent nécessairement être éprouvés par le changement de régime, et auxquels il faut toujours un certain temps pour revenir à leur état normal. De plus, il serait imprudent, par un excès d'économie, de diminuer les rations outre-mesure en comptant trop sur les préparations subies par les aliments pour suppléer à la partie retranchée; car la santé des animaux ne tarderait pas à en souffrir et à faire payer, parfois chèrement, les erreurs de ce faux calcul.

Il faut enfin se tenir en garde contre la résistance des gens qu'on est obligé d'employer dans ces circonstances, et qui, par paresse ou autrement, sont antipathiques à toute réforme qui tend à leur donner un peu plus de travail, ou seulement à changer quelque chose dans leurs habitudes. « A la compagnie Richer, comme chez M. Noël, comme à la » compagnie impériale des Voitures de place, les agents de » tous ordres (piqueurs, cochers, charretiers, palefreniers), » soit routine, soit prévention contre ce nouveau régime, » non-seulement n'ont prêté qu'un concours douteux à sa » mise en usage, mais encore ont cherché, autant qu'ils » l'ont pu, à le faire abandonner, en exagérant outre-me» sure les effets que nous avons dit avoir été observés sur » les chevaux, dans les premiers temps de son emploi. A la » compagnie impériale notamment, il a fallu toute la surveil» lance, toute la fermeté, toute la persévérance de l'admi-

» nistration pour ne pas se laisser arrêter par ce mauvais » vouloir (Renault). »

Que ces observations judicieuses soient prises en très-sérieuse considération; que toutes les précautions plus haut énumérées soient strictement et sincèrement observées, et la réforme alimentaire des animaux sera un fait aux trois quarts accompli.

CHAPITRE II.

ALIMENTATION DES ESPÈCES BOVINE, OVINE ET PORCINE.

Nous n'aurons pas à nous étendre, dans ce chapitre, sur les principes généraux qui doivent servir de base aux améliorations à apporter dans l'alimentation des espèces dont il nous reste à parler, car ces principes ne diffèrent pas de ceux qui ont été précédemment développés en vue de l'alimentation des solipèdes. Ainsi, non moins que celle du cheval, la nourriture du bœuf, du mouton, du porc, pour produire son maximum d'effet, doit préalablement être mise dans des conditions qui puissent en garantir la digestion complète, c'est-à-dire divisée, mouillée, mélangée, et, de plus, distribuée en repas moins copieux et plus nombreux, de façon à éviter la surcharge des organes et les accidents divers qui en sont trop souvent la conséquence.

Les circonstances, il est vrai, ne sont plus ici les mêmes. La nature, le mode de distribution des substances alimentaires sont autres que pour le cheval. En outre, le but qu'on se propose diffère également, car ce ne sont plus des animaux de travail, mais des animaux de produit : bêtes de boucherie, vaches laitières, etc., qu'il s'agit d'entretenir. Cela ne change rien, toutefois, aux principes posés, dont l'application seulement se trouve subordonnée à l'espèce à nourrir, à sa destination particulière, et aussi aux ressources de chaque propriétaire. Dans tous les cas, la règle générale à suivre est la même : donner les aliments sous la forme la plus favorable à l'assimilation. — Les animaux vivent de ce qu'ils digèrent et non de ce qu'ils mangent; et cela est vrai également pour les bêtes de production, qui ne transforment en viande, en lait, en graisse, que ce qui est pris dans l'appareil digestif par les voies absorbantes, et auxquelles, par conséquent, il importe, en stricte économie, de faire assimiler la plus grande quantité possible de matière nutritive, en usant, à cet effet, des divers moyens connus propres à assurer ce résultat.

Il est un fait, cependant, qui paraît devoir diminuer, pour l'alimentation des animaux de produit, l'importance des améliorations dont nous avons démontré la possibilité et les avantages; c'est l'existence des pâturages, où le bétail trouve l'herbe divisée et humectée comme il faudrait qu'elle lui fût toujours présentée.

Mais, observons-le, le pâturage, excellent dans les terres vagues et incultes, dans les lieux déserts où le travail du sol est suspendu faute de débouchés, ou bien encore dans les localités où, recouvert par une végétation abondante, il suffit seul à l'entretien complet des animaux, le pâturage, disons-nous, cesse de convenir dès qu'il est possible de cultiver directement la terre pour en retirer des produits d'une vente assurée. Dans ce dernier cas, on devra préférer la nourriture à l'étable, surtout s'il s'agit de l'espèce bovine. De cette manière, on entretient le même nombre de têtes avec une étendue moindre de terrain, dont le surplus d'étendue reste alors libre pour d'autres cultures. Puis on ne perd pas le fumier, et, de plus, on a la faculté de l'utiliser selon les besoins exacts de l'exploitation. L'entretien à l'étable, en un mot, est le seul moyen de constituer dans une localité une agriculture active et progressive. Peut-être les animaux y perdent-ils quelque chose sous le rapport de l'énergie et de la vigueur; mais en raison de leur destination dernière pour la consommation, nous voyons là un avantage plutôt qu'un inconvénient, la viande des animaux vivant ainsi étant moins dure, plus digestive, plus savoureuse.

§ 1er. — Espèce bovine.

Les bêtes à cornes, à l'étable, peuvent être nourries avec les substances les plus diverses. Aucune ne paraît leur convenir plus particulièrement. Tous les fourrages, s'ils sont donnés en suffisante quantité, leur sont également favorables. Foin naturel, fourrages artificiels, pailles diverses, maïs et autres grains, tourteaux de lin, de colza, carottes, betteraves, turneps, pommes de terre, feuilles d'arbres, résidus de sucrerie, de féculerie, etc., serviront à la nourriture de l'espèce bovine avec un égal avantage, si l'on sait en opérer rationnellement la distribution, suivant la destination des individus. Ainsi, au bœuf soumis à l'engrais, conviennent particulièrement les fourrages verts artificiels, les racines fourragères, les résidus de fabrique, etc., et il y a toujours bénéfice alors à forcer un peu la ration; car plus vite on met l'animal en état d'être livré à la boucherie, plus on économise des frais; tandis que pour les bêtes de travail la ration d'entretien suffit, l'état d'engraissement n'étant pas favorable au service actif. Et cela est vrai partout, au Midi comme au Nord.

Restent les animaux qui ne travaillent pas et qui ne sont pas non plus soumis à l'engrais, tels que sont, par exemple, les jeunes individus, dans tous les pays d'élève, et les bêtes de travail, durant l'hiver, dans les contrées où les travaux agricoles sont faits par les bœufs. Ceux-là sont nourris comme le permettent les ressources locales. Dans les exploitations où l'agriculture est bien comprise, on a institué à cet effet des cultures particulières, notamment la culture des racines fourragères : betteraves, carottes, etc., celle des choux et autres végétaux analogues, que l'on découpe en petits fragments et que l'on mêle ensuite, crus ou cuits, avec les fourrages secs, hachés et mouillés, dont la provision peut ainsi être conservée jusqu'au retour de la belle saison.

Par malheur, cette méthode rationnelle n'a pas encore pénétré dans nombre de localités, où l'on semble ne pas du tout comprendre l'importance d'assurer pour l'hiver une nourriture suffisante au bétail. Sous prétexte que les animaux ne travaillent pas, on les nourrit alors avec les plus mauvais fourrages, les pailles salies, les foins vasés ou de qualité inférieure ; et ces substances, en outre, se trouvent en si faible quantité chez la plupart des cultivateurs, que cela équivaut à une presque certitude de disette pour la seconde moitié de la saison. Cette coutume de laisser les bœufs jeûner ou à peu près, pendant six mois, pour les nourrir ensuite fortement le reste de l'année, offre de graves inconvénients. Elle contrarie le développement des animaux, en rend l'engraissement plus difficile, les expose à des indigestions, à des affections diverses de l'appareil digestif, les prédispose enfin à cette péripneumonie épizootique qui depuis tant d'années exerce ses ravages sur l'espèce bovine. Ce mal si grand est généralement connu; le remède, consistant à assurer aux animaux une nourriture égale pour toute la durée de l'année, l'est aussi. Mais il est fort à craindre que les préjugés des uns, l'apathie des autres, ne fassent encore longtemps obstacle à son application chez nos cultivateurs.

Il importe donc ici d'insister sur ce point, car la nourriture d'hiver de l'espèce bovine est une question aussi capitale que mal comprise. C'est un problème qui se pose chaque année, et dont la solution, bien qu'ayant pu être surabondamment éclairée par l'expérience des temps, n'en constitue pas moins un embarras périodique pour nos propriétaires, et cela principalement à cause du défaut commun de prévoyance qu'on remarque chez eux. Un tel état de choses ne saurait se prolonger sans de graves inconvénients pour l'intérêt public ; et réclame en conséquence une réforme urgente. L'un des éléments de cette réforme est l'introduction des cultures fourragères, unique moyen de faire rendre à la terre tout ce qu'elle peut donner, et d'arriver, de la manière la plus certaine, à la régénération agricole de notre pays.

En attendant que ce grand fait se réalise, il s'agit de tirer de ce que l'on a le meilleur parti possible. Ainsi, nous venons de voir qu'on est encore dans l'habitude, parmi nos cultivateurs, de nourrir les bœufs de travail, pendant l'hiver, avec les plus mauvais fourrages de la ferme. L'économie que l'on croit faire alors n'est qu'apparente, attendu que si, au lieu de donner des aliments de médiocre qualité, on les choisissait meilleurs, on pourrait en donner moins et on y trouverait encore du bénéfice. Il est vrai qu'on n'a pas toujours la liberté de faire comme l'on voudrait, et que souvent dans les fermes on a des fourrages avariés ou de moindre valeur, qu'il faudrait perdre si l'on ne trouvait cette occasion de les utiliser. Le motif est fondé ; mais le moyen que l'on emploie est mauvais, d'abord en ce qu'il est nuisible à la santé des animaux, et ensuite parce qu'il n'est rien moins qu'économique. Il y a une autre marche à suivre pour concilier toutes les exigences : elle consiste à ne distribuer les matières alimentaires avariées qu'après leur avoir fait subir quelques-unes des préparations que nous avons indiquées, c'est-à-dire après les avoir hachées, salées, mêlées surtout à des substances meilleures. On rendrait ainsi aux plus mauvais aliments les qualités qu'ils ont perdues, et l'on ne serait plus dans la nécessité de les prodiguer pour s'en débarrasser. L'addition du maïs broyé, dans ces circonstances, serait surtout d'un excellent effet, d'autant que cela offrirait le moyen, dans les pays où l'on cultive ce grain, de l'utiliser plus avantageusement qu'on ne l'a fait jusqu'à ce jour.

Les fourrages verts constituent le mode d'alimentation le plus convenable pour les grands ruminants. Rappelons que ces fourrages, pour offrir la plus grande somme de qualités nutritives, doivent être fauchés avant leur complète maturité. La tige alors est plus molle, plus savoureuse. A une période plus avancée, elle s'est épuisée, desséchée, au bénéfice exclusif de la graine, et celle-ci alors plus mûre se détache et tombe, ce qui fait une double perte.

Malgré les qualités du fourrage artificiel bien préparé, beaucoup de cultivateurs hésitent à en faire usage, craignant de donner lieu à des indigestions. Ce danger est réel quand le fourrage est donné seul, entier, et en quantité considérable. Il disparaîtrait tout-à-fait à l'aide des précautions ci-dessus indiquées, principalement par le mélange avec des fourrages secs ou d'autres matières alimentaires. On redoute également, par des motifs analogues, l'usage des fourrages mouillés. Nous savons assez maintenant ce qu'il en est sur ce point pour n'avoir pas besoin d'insister sur le peu de fondement d'une telle crainte. Outre leur résistance à l'action digestive, les fourrages secs, en provoquant la soif et en forçant, par suite, les animaux à prendre un excès de boisson, offrent des inconvénients bien plus grands. Tandis qu'il est démontré maintenant que le mouillage, loin de nuire à la valeur des aliments, est souvent l'unique moyen de les rendre propres à une bonne digestion.

Il est quelque chose de plus grave à signaler dans l'emploi des fourrages artificiels, tel qu'il a lieu actuellement, c'est leur mode vicieux de distribution aux animaux, leur gaspillage par la plupart des cultivateurs, qui ne savent ni garder pour l'hiver, ni économiser l'été, et agissent en toute saison contre les préceptes de l'hygiène la plus élémentaire. M. Cruzel, dans une chronique agricole d'un journal quotidien de Toulouse, l'*Aigle*, signalait dernièrement (11 mai 1858), en ces termes, l'abus que nous venons d'indiquer.

« Il se fait, dit-il, dans toutes les métairies, un gaspillage continuel des fourrages verts ; tous les bestiaux de travail en sont gorgés plus qu'à satiété ; chaque repas est marqué par une consommation excessive; dépense plus qu'inutile, si l'on veut remarquer qu'elle a lieu sans profit pour la nourriture des bestiaux, et qu'elle est pour le propriétaire une cause de nouvelles pertes. En fait, la digestion ne s'opère jamais bien dans un estomac surchargé d'aliments. Or, si un animal ne digère que d'une manière incomplète, le fourrage se trouve consommé sans avoir servi à une bonne nutrition; et si de mauvaises digestions se renouvellent tous les jours, l'harmonie de toutes les fonctions commence à se troubler, l'animal maigrit, et, plus tard, il est affecté de maladies que l'on ne saurait attribuer qu'à ces mauvaises digestions. On peut faire ces observations principalement sur les animaux qui servent, dans les métairies, soit aux charrois, soit au labourage, parce que leurs forces ne peuvent suffire en même temps à des digestions laborieuses et à toutes les déperditions occasionnées par un travail pénible. Si encore on leur donnait le temps de ruminer, de digérer avant de les placer sous le joug ou de les atteler; mais non, ils doivent partir après avoir ingurgité la dernière bouchée. Examinez la plupart des bœufs qui labourent dans cette saison, vous les verrez constamment salis par une diarrhée que l'on appelle, sans doute par dérision, *un bénéfice de nature!* »

Nonobstant ces remarques nous ne pouvons, faute de données expérimentales, nous arrêter sur la fixation des rations chez les grands ruminants, dont l'appétit des animaux, leur destination, sont les régulateurs habituels. Le plus souvent, même dans les fermes les mieux organisées, on leur livre la nourriture à discrétion. Cela a peu d'inconvénients pour une bête qui doit être livrée à la boucherie. Mais pour une bête de travail, une telle coutume, nous venons de le voir, ne saurait être approuvée. La ration, si l'on veut éviter les indigestions, doit être fixée, et régulièrement administrée, comme pour le cheval. Dans tous les cas, quelle que soit la quantité de nourriture consommée, il sera toujours possible de la diminuer d'une certaine proportion, en faisant subir d'avance aux substances les préparations précédemment décrites. Les avantages qui en résulteront, disons-le, seront peut-être relativement moindres que pour le cheval, car la rumination supplée en grande partie à la division préalable du fourrage; mais la cessation des pertes provenant seulement du gaspillage des substances fourragères, constituera toujours une économie importante qu'on ne saurait négliger de faire entrer en compte.

Quant aux vaches laitières, il leur faut principalement une nourriture aqueuse et variée : *aqueuse,* parce que l'eau des aliments, comme celle des boissons, constitue l'élément principal sur lequel se mesure la quantité du lait fourni par la vache; *variée,* parce que là est la condition essentielle pour la bonne qualité de ce même produit. C'est surtout en ce cas que les meilleurs fourrages, le trèfle, la luzerne, les vesces, etc., seraient sans influence si, par un mélange suffisant de matières diverses, telles que la feuille de choux, les racines fourragères, les orties fanées, les grains broyés, la paille fermentée, les sarclures des jardins, les feuilles de vignes et des diverses plantes de jardins, les pommes de terre, les topinambours, etc., etc., on ne fournissait, aux tissus et au lait, les éléments nécessaires à leur constitution compliquée. Le vert, en outre, est toujours favorable aux vaches; mais il vaut mieux le donner à l'étable que le faire pâturer, surtout pendant les chaleurs, car les transpirations que la bête éprouve à l'herbage constituent une perte nette pour la lactation.

Certains aliments ont une action sur le lait. Ainsi les plantes aromatiques, comme le thym, la sauge, le fenouil, le céleri, etc., le rendent plus parfumé; il sera donc utile d'en joindre une certaine quantité à la ration. On peut en dire autant des plantes légumineuses : luzerne, trèfle, sainfoin, gesces, etc., qui agissent en augmentant la quantité du beurre et du caséum. D'autres plantes au contraire, telles que le colchique, l'aconit, les euphorbes, les renoncules, etc., qui tarissent la sécrétion de ce liquide, doivent être soigneusement éliminées. Sachant tout cela, il est donc facile de régler une bonne nourriture pour une vache laitière.

Il nous resterait à parler de l'alimentation des bœufs à l'engrais pour terminer, quant à la question qui nous occupe, ce qui se rattache à l'espèce bovine. Mais bien que l'engraissement, surtout dans certaines contrées, aille jusqu'à constituer une industrie toute spéciale, il ne saurait ici offrir matière, au point de vue où nous nous sommes placé, à de nouvelles considérations; car il se résume, en définitive, dans l'application rigoureuse de l'alimentation améliorée, sur des animaux qui ne travaillent pas et profitent complètement de la nourriture. D'ailleurs les procédés d'alimentation suivis dans les pays où on engraisse, en Normandie, dans le Charolais, etc., sont généralement connus et aussi perfectionnés qu'ils peuvent l'être. Dans les autres localités, où les bœufs sont soumis au travail, on se borne, avant de les livrer à la boucherie, à les laisser quelque temps au repos en ajoutant un supplément à la ration habituelle.

En Angleterre, où le gros bétail est exclusivement destiné à la boucherie, l'engraissement est l'objet principal que se proposent tous les éleveurs. Aussi les Anglais, dans cette vue, accordent-ils une attention toute spéciale à la nourriture de l'espèce bovine, et l'ont-ils fait participer à toutes les améliorations dont la pratique a démontré l'efficacité. S'attachant uniquement à la production de la viande, ils cherchent avant tout à en développer les qualités savoureuses, même au risque d'en élever un peu le prix. Ils ne reculent devant aucun sacrifice pour cela, et il n'est aucun autre pays où l'on dépense autant qu'eux pour la nourriture des bestiaux. Ainsi, par exemple, on importe annuellement en Angleterre, dans ce but, pour près de 45,000,000 de francs de graines de lin et tourteaux de graines oléagineuses seulement. Cela peut faire juger du reste.

Quant à la ration, les Anglais ont pour principe de ne pas

compter avec leurs animaux et de leur donner à discrétion ce qui leur convient le mieux, et ils se trouvent bien d'agir ainsi. Les animaux, par les engrais qu'ils fournissent et leur prompt développement, couvrent bien vite, et avec de larges bénéfices, les dépenses qu'ils occasionnent. Les bœufs reçoivent par jour de 40 à 65 kilog. de turneps divisés par le coupe-racine et mêlés à de la paille hachée, plus 2 à 4 kilog. de tourteaux broyés, mêlés à 1 ou 2 kilog. de farine de fèves ou de pois, 15 à 20 litres de foin haché, quelquefois des pommes de terre divisées, de la farine de maïs, etc. Ces substances parfois sont pesées, le plus souvent données à discrétion.

Les vaches laitières reçoivent 30 ou 40 kilog. de turneps, de la paille hachée, des tourteaux de lin, du son, de la farine de fèves, du foin haché, le tout en mélange et humecté.

En France on n'arrivera pas de longtemps à mettre en pratique ce mode presque somptueux d'alimentation pour les bestiaux. Mais du moins est-il bon d'en connaître l'application et les effets, pour mieux comprendre tout ce qu'ont encore à faire nos éleveurs pour atteindre à cette perfection relative, comparativement à l'état actuel, qu'ils doivent, nous devons le croire, ambitionner.

Une dernière précaution à observer pour rendre aussi profitable que possible la nourriture donnée à l'espèce bovine, est d'éviter de faire trop boire, cela n'étant pas moins nuisible aux animaux d'engrais qu'aux animaux de travail. Chez ceux-ci, l'excès de boisson atténue les forces; chez ceux-là, il diminue les qualités de la viande. M. Jamet, dans le *Journal d'agriculture pratique*, a publié dernièrement (nº du 20 avril 1858) un excellent article dans lequel il s'attache à démontrer, par de nombreux exemples, les inconvénients multipliés qui peuvent résulter, chez les diverses espèces domestiques, de l'habitude de faire trop boire. Toutes, bêtes de travail, de produit, d'engrais, en souffrent également; elles s'étiolent, s'élèvent mal, profitent peu, etc. S'arrêtant à l'espèce bovine, l'auteur fait ressortir les désavantages de la mauvaise coutume qu'on a, en beaucoup de contrées, de conduire les bœufs à l'abreuvoir après l'administration des fourrages secs, ce qui les force à prendre de la boisson en excès. Cela n'arriverait pas si on les menait boire après le repas fait avec la nourriture verte, — fourrages artificiels ou racines, — laquelle contient toujours une certaine quantité d'eau. La soif des animaux serait alors moins vive, et ils ne prendraient plus en buvant que le supplément nécessaire à leur entretien, quantité que leur instinct règlerait mieux que nous-mêmes, de façon à les mettre à l'abri de toutes dangereuses surcharges d'estomac.

§ 2. Espèces ovine et porcine.

I.

Dans l'état actuel des choses, le mode d'alimentation de l'espèce ovine ne laisse pas moins à désirer que celui auquel sont soumis les grands ruminants. On ne connaît guère, dans le Midi, pour les bêtes à laine que l'entretien au pâturage. Or, comme sous peine de sacrifier des soles labourables, on ne peut livrer aux troupeaux que des chaumes, des terrains vagues ou communaux, plus ou moins improductifs de toute autre manière, il en résulte que la plupart ne peuvent compter, pour se nourrir, que sur des ressources extrêmement aléatoires et précaires, sur les chances douteuses du libre parcours. En d'autres termes, dans l'immense majorité des cas, la nourriture des bêtes à laine n'est l'objet d'aucune prévision, d'aucune attention spéciale. On les abandonne aux champs, l'hiver comme l'été, laissant à la Providence le soin de pourvoir à leur pâture.

Ce procédé, en apparence si simple, si économique, n'est rien moins que l'enfance de l'agriculture, le cachet d'un état absolument primitif. Il ne convient que dans les contrées où les arts et l'industrie n'ont pas pénétré encore. Dans les pays civilisés, le système pastoral a fait son temps. L'heure est venue de lui substituer un mode d'entretien plus en rapport avec les progrès accomplis en toutes choses, plus en rapport surtout avec les besoins des populations. Les moutons, comme les autres ruminants, sont des machines de rente, qui remboursent avec intérêts toutes les avances qui leur sont faites. En conséquence, il est illogique d'abandonner ainsi au hasard le soin de leur entretien. Il faut pourvoir à leur nourriture comme à celle des autres bestiaux. Elle doit compter, en un mot, pour une part dans l'ensemble des récoltes de la ferme, d'autant que les produits qui recevront cette destination ne seront pas ceux qui profiteront le moins.

Non pas qu'il faille repousser totalement le régime du pâturage ; telle n'est pas notre pensée. Agir ainsi, pour le moment du moins, serait se priver d'une ressource précieuse qui, dans beaucoup de cas, et sans nuire au reste de l'exploitation, suffira pour une grande partie de l'année. Mais il faut y joindre, à propos, des moyens supplémentaires d'alimentation, qui puissent permettre d'avoir toujours des troupeaux en bon état, et dans les conditions les plus favorables au débouché ouvert par une consommation incessante. Ce que nous repoussons, c'est le pâturage exclusif, auquel il est de plus en plus urgent de substituer le pâturage uni au régime à la bergerie avec une nourriture récoltée et conservée dans ce but spécial. Ce sera la transition nécessaire pour arriver à la stabulation permanente, c'est-à-dire à l'entretien exclusif à l'étable ou dans les parcs, mode adopté en Angleterre et dans toutes les exploitations où l'on élève des races perfectionnées, mais dont les éleveurs français, dans le Midi notamment, ne sont pas tous encore en mesure de pouvoir faire l'application.

Le mode d'entretien que nous conseillons, au reste, se lie intimement à la question de l'amélioration des races ovines, dont il est le complément indispensable.

Il n'y a, en effet, rien à espérer des croisements avec les types perfectionnés qui, depuis plusieurs années, tendent à se multiplier dans nos contrées, si, préalablement, on n'a pris des mesures pour assurer une alimentation suffisante aux produits améliorés. L'importation des races productives n'est, en définitive, qu'un moyen expéditif d'utiliser avec profit la nourriture donnée aux bêtes; si cette nourriture manque, les croisements n'ont plus de raison d'être.

En cette occurrence, que reste-t-il à faire? Prendre des dispositions pour nourrir les moutons à la bergerie toutes les fois que la libre pâture sur des chemins ou des terres non cultivées fera défaut, leur donner les mêmes fourrages, seulement plus divisés, qu'aux grands ruminants; enfin augmenter relativement la masse d'aliments dont on peut disposer, par les préparations convenables et maintenant connues.

Les Anglais donnent le turneps et les tourteaux aux moutons, comme aux bêtes à cornes, et souvent, même, portent ces substances aux champs, dans des auges. Il serait facile, en France, d'imiter cet exemple, qu'on peut recommander surtout aux propriétaires et cultivateurs qui élèvent les races perfectionnées et précoces, le secret de cette industrie, nous le répétons, étant tout entier dans l'emploi d'une alimentation abondante et choisie, et dans le maintien constant des troupeaux à la bergerie ou parqués dans des espaces clos.

Par ces mesures, qui peuvent être adoptées sans modification sensible aux coutumes agricoles locales, on a d'abord le fumier, qui forme un engrais précieux; on augmente la quantité de viande, attendu que les animaux vivant à la bergerie prennent un développement plus considérable; et on accroît enfin les qualités de la laine, toujours plus grossière chez les animaux qui restent constamment au pâturage, que chez ceux qui peuvent se mettre à l'abri des intempéries atmosphériques. Ces avantages sont plus que suffisants, on le reconnaîtra, pour compenser tous les frais nouveaux que doit entraîner l'accomplissement de la réforme que nous appelons de nos vœux, et en faire, par suite, comprendre l'utilité et hâter l'adoption.

II.

Reste, enfin, l'espèce porcine. Nous n'avons pas d'observation spéciale à présenter concernant l'alimentation de cette espèce, que l'on nourrit aussi économiquement que possible avec les débris divers de la ferme, et dont l'entretien, bien qu'offrant des bénéfices quelquefois assez considérables, ne compte qu'accessoirement dans une exploitation régulière. Le porc mangeant de tout, l'important est de tirer le meilleur parti possible des substances qu'on recueille dans ce but, en ayant soin de varier le plus qu'on pourra la ration alimentaire, et de n'y faire entrer que des matières divisées, cuites ou macérées, c'est-à-dire dans la forme la plus propre à une facile digestion. Le développement et l'engraissement s'accomplissent alors avec plus de promptitude, et on réalise d'autant plus vite les bénéfices qu'on a droit d'attendre de cette industrie.

En Angleterre, on donne surtout à ces animaux les grains de rebut, de la farine et du son; et l'on sait quels résultats étonnants donne chez certaines races ce mode d'alimentation. Sans atteindre au même degré, on arrive, en France, à un point encore fort satisfaisant d'engrais avec une nourriture plus économique, et à laquelle par conséquent, jusqu'à nouvel ordre, on fera sagement de s'en tenir.

CHAPITRE III.

ALIMENTATION PAR LE *BISCUIT-FOURRAGE*.

Les considérations présentées dans les deux chapitres qui précèdent, nous autorisent à considérer maintenant comme suffisamment démontré le vice général du système d'alimentation en usage pour la presque totalité de nos animaux domestiques. La possibilité de porter remède à cet état de choses par des moyens non moins simples qu'efficaces, ne peut être non plus pour personne l'objet d'aucun doute. Entre ces moyens, le principal, nous l'avons vu, est un meilleur emploi des substances alimentaires, aujourd'hui prodiguées avec une imprévoyance et un oubli de toutes les règles économiques qui surprendront grandement lorsque l'adoption généralisée d'un système plus rationnel d'alimentation aura ouvert les yeux sur nos fautes actuelles.

Une des causes qui retarderont peut-être la généralisation de cette réforme indispensable, sera la difficulté de décider la grande majorité des cultivateurs et propriétaires à s'imposer les quelques sacrifices et le léger surcroît de travail que nécessitera, forcément, l'adoption du nouveau système. S'il était possible d'avoir des aliments tout préparés, sans frais nouveaux et sans avoir à prendre la peine de leur faire subir cette préparation, peut-être se déciderait-on plus vite à en faire usage. Mais c'est là, on le comprendra, un résultat peu facile à atteindre. On n'obtient rien avec rien, dit la sagesse des nations, et pour récolter il faut semer, si peu que ce soit.

Malgré cet obstacle, il ne faudrait pas cependant se hâter de désespérer du succès de la réforme alimentaire du bétail. La science, unie au génie industriel, offre assez de ressources pour fournir la solution du problème dans le sens désiré. Disons mieux, elle l'a déjà fourni. Le moyen de mettre les cultivateurs en mesure de nourrir leurs animaux avec des aliments améliorés, sans exiger de leur part aucun travail nouveau ni aucune dépense, peut être considéré aujourd'hui comme découvert. Il consiste dans l'emploi d'une préparation récemment imaginée par M. Naudin, vétérinaire de la Garde impériale, et qui a reçu de son inventeur le nom de *biscuit-fourrage*. Nous allons faire connaître cette préparation, ainsi que les applications utiles qu'elle est appelée à fournir à l'agriculture et à l'industrie.

Le *biscuit-fourrage,* dans lequel entrent exactement les mêmes substances que celles qui sont en usage dans l'alimentation ordinaire, chacune y conservant ses qualités respectives, peut être considéré comme le résumé, l'expression la plus complète de tous les perfectionnements dont nous avons jusqu'à présent fait l'histoire. Il consiste en un mélange de fourrages divers, hachés, broyés ou divisés d'une manière quelconque, mélange que l'on soumet à une légère fermentation et que l'on laisse ensuite dessécher après l'avoir partagé en pains plus ou moins petits, pour l'emmagasiner et le conserver.

On voit par cela seul que la confection du biscuit-fourrage diffère essentiellement des procédés de la panification proprement dite, déjà plusieurs fois tentée infructueusement, pour les grains donnés aux bestiaux et particulièrement au cheval. Le véritable pain, en effet, n'est pas un aliment qui convienne aux bêtes. Il est mâché imparfaitement par celles-ci, arrive en masses volumineuses dans l'estomac, s'y gonfle et rend les indigestions imminentes. De plus, les frais de fabrication qu'il entraîne sont trop élevés pour être suffisamment compensés par le surcroît de facultés nutritives qu'il présente sur le grain en nature. Enfin, la panification est exclusive aux grains : à l'avoine, au seigle, à l'orge; ce qui en limite singulièrement les applications.

Le biscuit-fourrage est toute autre chose. D'abord il n'est pas d'une nature fixe. Il se compose indifféremment de toutes les substances que l'on peut faire entrer dans la ration. Puis chacune d'elles gardant presque sa forme primitive, leur mastication en est plus facile, et, par suite, leur division plus complète et leur digestion plus parfaite. D'un autre côté, il possède la faculté précieuse, que n'offre pas le foin, de pouvoir se conserver pendant un temps considérable sans la plus légère altération. Cette dernière circonstance est importante à noter, car elle va principalement nous fournir la solution annoncée du problème posé plus haut, et consistant à donner aux propriétaires d'animaux le moyen d'employer pour ceux-ci une alimentation perfectionnée, sans avoir pour cela aucune dépense à faire. On conçoit, en effet, que si le biscuit-fourrage peut se conserver, il sera facile à l'industrie de le préparer d'avance, et de le livrer ensuite à la consommation, à mesure des besoins; et même de le fournir, grâce à la plus grande valeur nutritive des aliments ainsi préparés, à un prix inférieur à celui auquel reviennent aujourd'hui les rations ordinaires; d'où la certitude d'une économie immédiate et sans risque aucun pour les propriétaires.

Mais là n'est pas le seul avantage à espérer de l'emploi du biscuit-fourrage. D'abord par l'espace infiniment moindre qu'il occupe, autant que par la forme régulière et compacte qu'on lui donne, il permet de diminuer sur les frais de location et d'emmagasinage, et de supprimer presque complètement les risques d'incendie. En second lieu, il fait cesser ces pertes répétées qu'entraîne l'usage du foin en nature, et provenant du bottelage, du transport dans les greniers, dans les cours, dans les râteliers; du gaspillage des animaux qui en jettent à terre autant au moins qu'ils en mangent, etc.

On le voit donc, l'emploi du biscuit-fourrage, substitué à l'alimentation ordinaire, profite de toutes manières. Il y a économie sur la ration, économie sur la main-d'œuvre, économie sur les frais de transport et d'emmagasinage, économie par la disparition des chances de perte et des risques d'incendie. Quelle préparation similaire serait en état d'offrir autant ?

Ce n'est pas tout encore. Il est une autre conséquence de l'emploi général de cette préparation qui ne mérite pas moins que les précédentes d'être signalée, vu l'influence extrême qu'elle est appelée à exercer sur le sort des populations agricoles. Il s'agit de la possibilité qu'elle offre de pourvoir en toute saison à l'alimentation du bétail, d'assurer surtout la nourriture d'hiver pour les petits comme pour les grands ruminants, c'est-à-dire de surmonter la principale difficulté qui, avec le système agricole actuel, s'oppose encore à la multiplication du bétail, ainsi qu'à l'élève des races perfectionnées. Cette insuffisance de nourriture, on le sait, est la pierre d'achoppement de toutes les améliorations agricoles, l'obstacle à tout progrès ; de même que l'état d'infériorité de l'art agricole qui en résulte ne semble guère de nature à faire espérer que cet obstacle disparaisse de sitôt : cercle vicieux, dont on ne peut sortir sans une grande ardeur d'initiative.... ou un miracle.

Le biscuit-fourrage fera-t-il ce miracle ? Nous n'osons le prétendre. Mais, dans tous les cas, grâce à la double faculté qu'il offre d'utiliser, jusqu'à la dernière parcelle, le fourrage des récoltes ordinaires et extraordinaires, et de créer, par suite de sa grande facilité de conservation, des réserves qui assurent en tout temps des approvisionnements pour le bétail, il devra contribuer puissamment à hâter une solution que l'intérêt général réclame de plus en plus.

Toutes les substances employées pour la nourriture des animaux herbivores peuvent entrer, nous l'avons dit, dans la composition du biscuit-fourrage : la paille, le foin, le trèfle, la luzerne, le sainfoin, etc., les pulpes de racines fourragères, le marc de raisin, l'avoine, l'orge et les autres grains, les pois, les fèveroles ainsi que toutes les graines légumineuses. On peut y introduire encore certains végétaux ou parties de végétaux qui n'ont été, jusqu'à présent, que difficilement utilisés ; par exemple l'ajonc épineux, les tiges de maïs ou de millet, les fleurs, les feuilles et les graines de foin qui se perdent en poussière dans les fenils et les magasins à fourrage; les menues pailles, les balles de céréales qui restent après le battage; les feuilles de vigne, de betterave, celles de quelques arbres, etc., etc.; matières qui toutes jouissent de propriétés nutritives prononcées et qui, sous leur forme ordinaire, sont, pour la plupart, sans emploi possible.

Le choix particulier ainsi que les proportions relatives de ces diverses denrées n'ont absolument rien de fixe, chacun pouvant faire entrer dans le biscuit-fourrage les matières qu'il juge convenables, suivant l'espèce et la race des animaux à nourrir. On peut suivre à cet égard les préceptes généraux déjà exposés à propos de l'alimentation de chaque espèce, attendu que la transformation des aliments en biscuit-fourrage ne change rien aux qualités propres et essentielles de ceux-ci et se borne, en définitive, à les mettre dans l'état et sous la forme les plus propres à en rendre la digestion facile et complète.

Quant au mode de préparation du biscuit-fourrage, nous avons vu qu'il est des plus simples. Toutes les matières qui doivent le composer ayant été préalablement broyées ou hachées, divisées enfin par le procédé convenant le mieux à chacune d'elle, mais non cependant jusqu'à être réduites en farine, sont d'abord mélangées. Puis on y ajoute, comme agent agglutinatif, une décoction de mucilage ou de farine d'orge, plus une certaine quantité de sel, qui contribue à relever la saveur des aliments. Ce mélange est abandonné à lui-même pendant quelques heures, et dès qu'un commencement de fermentation a commencé à s'établir, on le partage, à l'aide d'un moule, en pains carrés que l'on fait dessécher en les plaçant dans un courant d'air échauffé.

Après cette dernière opération, les gâteaux se conservent parfaitement dans tout local à l'abri de l'humidité, soit sur le sol, soit sur des rayons ou des claies, et hors de la portée des animaux rongeurs.

On peut donner le biscuit-fourrage aux animaux tel qu'on l'obtient après dessiccation ; mais il vaut mieux le mouiller légèrement en ajoutant environ 200 grammes d'eau par kilog., ce qui dissout le sel, et en facilite l'ingestion. On concasse chaque biscuit en sept ou huit parties que l'on dispose dans la mangeoire ou dans une musette, si l'animal est en route. Le nombre de biscuits à distribuer dépend de la grosseur de chacun d'eux et de la taille de l'animal. L'expérience a appris que le poids le plus convenable pour les biscuits est de 500 grammes tout desséché. Il en faut vingt environ de ce poids pour la ration journalière d'un cheval ordinaire.

Les animaux d'ailleurs, l'expérience en fait foi, prennent cette nourriture sans aucune répugnance, et s'y habituent tous avec la plus grande facilité; fréquemment, même, ils finissent par la préférer à toute autre alimentation, où ils ne retrouvent plus l'arôme particulier, assez agréable, propre au biscuit-fourrage.

Au point de vue de la mastication, ce dernier est encore supérieur à tous les autres aliments consommés par le bétail. Beaucoup moins dur et résistant que le foin, la paille et les grains, il offre cependant assez de consistance pour solliciter l'action des mâchoires, et être broyé sous les dents autant qu'il est nécessaire à sa facile déglutition, outre que par la division préalable des matières qui entrent dans sa composition, il est en état de subir intégralement l'influence des forces digestives. Il offre en un mot, sous ce rapport, le même avantage, relativement au mode actuel d'alimentation, que le pain sur la farine ou le grain en nature. Aussi la ration de biscuit-fourrage est-elle toujours prise en beaucoup moins de temps que la ration en fourrages ordinaires, et digérée d'une manière plus prompte.

Ces simples observations nous dispenseront de développer, au point de vue général de l'hygiène, la supériorité du biscuit-fourrage sur les autres systèmes d'alimentation, d'autant qu'elle se trouve basée précisément sur les mêmes avantages, portés seulement à un degré plus élevé, que ceux propres à toute nourriture préparée, savoir : mastication plus facile, surcharge moindre des organes, digestion plus complète, diminution des chances d'accidents, réparation plus parfaite des forces, amélioration sensible dans l'état général de santé du sujet, etc. Nous ne nous arrêterons pas davantage sur l'économie que procure l'emploi de cette préparation alimentaire, par la seule possibilité qu'il offre de faire consommer, sans perte aucune, tout ce qui peut servir à l'alimentation des animaux domestiques, ce fait ressortant de lui-même des diverses considérations qui ont été développées dans le cours de ce travail. Il est d'autres points qui doivent pour le moment fixer notre attention.

Ainsi, en premier lieu, le biscuit-fourrage fournit la solution la plus heureuse du problème de la nourriture d'hiver pour les grands et les petits ruminants. Grâce à cette préparation, il sera toujours facile désormais d'entretenir tout le bétail que l'on voudra, de se livrer à l'élève des races perfectionnées et de les nourrir, en tout temps, avec une égale facilité.

Il ne sera pas moins utile pour l'alimentation du cheval dans divers services où les circonstances, bien souvent, s'opposent à ce qu'on puisse distribuer régulièrement les rations. Nous citerons, par exemple : 1° le cheval de voiture de place, obligé la plupart du temps de rester attelé la journée entière et parfois même une partie de la nuit, et que l'on entretient avec de l'avoine mangée dans la musette, et du fourrage que le cocher en station jette à terre, où l'animal le ramasse dans la boue, couvert de poussière, mouillé par la pluie, ou desséché par le soleil, etc. ; 2° le cheval de roulage, ou de camionnage à de grandes distances ; 3° le cheval transporté sur les chemins de fer, ou dans un navire, et avec lequel on peut ainsi emporter plus facilement la quantité d'aliments nécessaire au voyage et abréger d'autant le chapitre des dépenses de route.

Dans le dernier de ces cas surtout, le biscuit-fourrage deviendra d'une incontestable utilité, en ce qu'il permettra d'économiser l'espace étendu qu'occupe toujours, sur le pont d'un bâtiment où des chevaux sont embarqués, le foin qu'on est obligé d'y placer, et fera disparaître en outre les chances d'incendie toujours imminentes avec le système actuel d'emménagement du fourrage.

4° Le cheval de troupe, fréquemment obligé, en temps de paix, de traverser des pays peu habités et mal approvisionnés, et pendant la guerre, au bivouac, exposé maintes fois à des privations excessives, et auquel, grâce à la facilité de transport du biscuit-fourrage, il est aisé d'assurer en toute circonstance une nourriture suffisante, etc., etc.

Enfin, la médecine vétérinaire peut trouver aussi d'utiles applications à faire de cette préparation, soit pour en constituer une nourriture particulière à l'usage des animaux débilités, faibles ou convalescents, soit à titre de véhicule pour faire prendre d'une manière intégrale tels médicaments qui ne pourraient s'incorporer avec le fourrage ordinaire.

On voit, par là, quel rôle important le biscuit-fourrage est appelé à jouer dans le régime alimentaire du bétail, dès le moment où son emploi deviendra général. Espérons donc, dans l'intérêt des populations rurales, que ce moment ne se fera pas trop attendre.

APPENDICE.

NOTES SUR L'*AJONC ÉPINEUX*.

Comme complément à l'étude qui fait l'objet de cette brochure, il nous paraît utile d'appeler l'attention sur un végétal fort négligé jusqu'à ce jour et qui nous paraît destiné, quand il sera mieux connu, à prendre une place considérable dans l'agriculture des contrées pauvres de la France, et particulièrement de certaines campagnes du Midi. Nous voulons parler de l'*ajonc épineux* (*ulex europœus*), appelé encore *lande, genêt épineux, jonc marin*, plante fort commune, remarquable par la quantité d'épines dont elle est hérissée et auxquelles elle doit d'être assez généralement repoussée et considérée comme bonne tout au plus à confectionner des haies.

L'ajonc est le produit ordinaire des sols stériles. Il se rencontre dans une multitude de localités, en France et dans toute l'Europe, et occupe parfois d'immenses étendues, surtout dans les contrées desséchées et découvertes, sur les terrains froids, maigres et arides. Il pousse sous les climats les plus divers, en Ecosse comme en Espagne, sur les montagnes comme sur les bords de la mer, et partout il apparaît comme l'emblème de la stérilité.

Ce n'est pas qu'on ait cherché, dans quelques circonstances, à tirer parti de cette plante si peu maniable en apparence. Ainsi, outre son emploi, déjà cité, pour la formation d'excellentes haies vives, on l'utilise encore comme combustible, ou pour recouvrir les toitures, pour supporter les tissus que l'on fait blanchir à la rosée ou au soleil, pour protéger les jeunes semis d'arbres. Mais ce ne sont là que des usages sans importance, et qui n'ajouteraient guère à la réputation de l'ajonc s'ils étaient les seuls auxquels il puisse être consacré. Un plus essentiel à signaler est l'*application de cette plante à la nourriture du bétail*. Cette application, à peine connue, fort restreinte encore, n'est pas nouvelle cependant. Depuis un temps immémorial, les montagnards du pays de Galles nourrissent, pendant six mois de l'année, leur bétail avec les pousses écrasées de l'ajonc ; et toutes les bêtes s'en montrent extrêmement avides ; elles le préfèrent même au foin. Les vaches qui s'en nourrissent donnent un lait d'excellente qualité. L'ajonc est encore utilisé comme aliment en Bretagne, où on le donne aux vaches et aux chevaux qui s'en trouvent également bien. Mais hors ces localités on ignore généralement les facultés nutritives de ce végétal, se privant ainsi d'une précieuse ressource que, dans certains lieux, rien ne saurait suppléer.

Combien n'est-il pas cependant, en France, de ces contrées déshéritées où font constamment défaut les objets les plus nécessaires à la vie, où ne se rencontre qu'un bétail chétif et épuisé, soumis à toutes les privations, et ne donnant par suite qu'un produit insignifiant? C'est dans ces lieux désolés, quelquefois autant par la négligence de l'homme que par l'inclémence de la nature, que l'ajonc sera utile, d'autant plus que c'est précisément sur des terrains médiocres qu'il acquiert le plus de vigueur, qu'il dure le plus longtemps. Il peut alors, en moyenne, se renouveler durant vingt années consécutives, sans exiger ni engrais ni nouveaux frais de culture. On n'est donc pas dans l'exagération quand on espère tout de cette plante pour transformer nos landes en contrées productives, et sauver de la misère nos plus pauvres populations.

On compte en France, sur une superficie de 53 millions d'hectares, en dehors du terrain occupé par les villes, les constructions, les routes, etc., plus de 9 millions d'hectares sans aucune culture. En supposant le quart seulement de cette étendue convertie à la culture de l'ajonc, on aurait plus de nourriture que n'en consomment en six mois tous les bœufs, tous les chevaux et tous les moutons qui vivent sur notre territoire. Semé sur les talus des chemins de fer, sur les pentes des collines sujettes aux éboulements, l'ajonc, par ses fortes racines, retiendrait les terrains, tout en livrant un produit considérable pour l'alimentation du bétail.

On ne peut faire consommer l'ajonc pendant l'année entière. D'avril en octobre, durant sa floraison, sa tige contracte une amertume qui la fait refuser du bétail. C'est au moins ce qu'on a observé dans le Nord. Nous ne savons si, dans le Midi, le même fait se reproduirait, l'expérience n'en ayant pas encore été faite. Dans tous les cas, il est bien remarquable que cette plante devienne savoureuse et salutaire précisément à l'époque où la terre, dépouillée de toute verdure, n'offre plus rien en pâture aux animaux, comme si la Providence avait voulu créer ainsi une réserve pour les temps de disette.

Un fait non moins important à signaler, c'est la préférence marquée de l'ajonc pour les mauvais sols, soit les terrains froids et argileux, soit les terrains secs et légers. Il ne vient pas dans un bon terrain, bien qu'il puisse se développer dans les terres labourables ordinaires. Mais on l'écarte habituellement de ces dernières terres pour le réserver aux vastes espaces nus, rebelles à toute autre culture, qui lui conviennent mieux sous tous les rapports.

Ces faits suffiront pour donner une idée de l'importance que pourrait prendre la culture de l'ajonc, si on parvenait à utiliser par lui l'immense proportion des terrains encore en friche de notre pays. Il pousserait partout avec une égale facilité, comme le prouve l'abondance avec laquelle il croît déjà spontanément, sans aucun soin particulier; et, dans chaque lieu, il fournirait un supplément inespéré pour l'entretien si difficile du gros bétail. Dans le Midi même, indépendamment de l'*ulex europæus,* ou ajonc ordinaire, on pourrait tirer parti encore d'une espèce voisine de celle-ci, l'*ulex nanus* (Smith), ou ajonc nain qui pousse spontanément sur tout l'espace encadré à l'est et au nord par la rive gauche de la Garonne, autrement dit dans toute la vallée du Gers, commençant vers le plateau de Lannemezan, au pied des Pyrénées. Cet ajonc nain demande des terres moins fortes que l'ajonc d'Europe. Les terrains argilo-siliceux, les boulbènes du pays, sont les sols qui lui conviennent plus particulièrement. On rencontre parfois, dans les lieux où l'ajonc épineux se montre, des pieds *sans épines,* qui, si l'on parvenait à les reproduire par semence, pourraient devenir l'objet d'une exploitation spéciale extrêmement fructueuse. Ce sont des essais à faire, que nous conseillons aux cultivateurs qui auront la bonne fortune de découvrir de ces pieds. On comprend, en effet, combien l'absence des épines pourrait faciliter l'emploi de cette plante à titre de fourrage, et aider à sa vulgarisation.

La culture de l'ajonc est des plus simples. Elle n'entraîne que les frais de fumure et de première préparation du sol. Le chiendent est son ennemi principal. Quand ce dernier existe, on en débarrasse le sol par un labour et un écobuage, et l'on sème sur un léger labour, sans fumier, de février en avril. 20 kilog. de graines par hectare suffisent pour un semis à la volée, et 12 kilog. pour un semis en ligne. La première récolte se fait dans la seconde année, en septembre; puis les autres succèdent sans autres frais. Un semis peut être exploité ainsi pendant plus de vingt ans. En Angleterre, il en est qui ont atteint vingt-sept ans. Les coupes n'ont rien de régulier. On se règle pour cela sur les besoins du moment.

Dans certaines localités du pays de Galles, la culture de l'ajonc va plus loin. Elle est entrée dans la rotation, et ne dure que quatre ans. On fauche la plante deux fois durant ce temps; puis le sol est rompu par la charrue et ensemencé de blé. Nous n'en sommes pas encore là. Peut-être la découverte de la variété sans épines pourra-t-elle un jour nous y conduire. En attendant, l'ajonc a son emploi ailleurs. Il doit être réservé pour les terrains vagues et improductifs, comme il y en a tant dans nos pays. De la sorte, il peut rendre encore assez de services pour qu'il n'y ait pas urgence à l'introduire dans les cultures régulières, malgré l'exemple des Anglais, qui ont obtenu, paraît-il, des résultats imprévus de cette culture, des revenus, par exemple, de 1,000 à 2,000 fr l'hectare. Sans accepter ces chiffres comme l'expression absolue de la vérité, surtout si l'on tient compte de la différence de prix suivant les localités, on n'est pas moins autorisé à en conclure une haute valeur de l'ajonc comme plante fourragère, et la possibilité de créer, pour nos contrées les plus pauvres, une source importante de richesse et de bien-être.

L'obstacle radical qui s'est opposé, jusqu'à présent, à l'emploi de l'ajonc dans l'alimentation, est la présence des épines acérées dont il est garni. Ces épines tiennent les animaux éloignés de l'ajonc et s'opposent à ce qu'on puisse, dans son état naturel, le livrer au bétail. Afin de le rendre accessible à la mastication, on a essayé de le briser dans la machine à battre, de le couper au hache-paille, de le soumettre même à une cuisson prolongée. Mais cela ne peut suffire. Il faut, pour que l'ajonc puisse être mangé, qu'il soit broyé, réduit en une espèce de pulpe plus ou moins homogène. Les montagnards du pays de Galles se servent, pour cela, d'un gros maillet ferré, ou d'une sorte de batte de jardinier, dont le gros bout est armé d'un talon en fer, muni de pointes et de couteaux parallèles. On place les jeunes pousses de l'ajonc sur une large dalle, et on frappe jusqu'à ce que les ligneux et les épines soient parfaitement broyés, de manière à former une pulpe ayant l'apparence de la mousse. En Bretagne, on met l'ajonc dans une auge, et on le divise avec une massue en bois garnie de morceaux de fer ou de têtes de clous. Enfin, il y a des machines spéciales, en usage principalement en Angleterre, et peu connues encore sur le continent. Elles s'y vulgariseront certainement quand la culture de l'ajonc aura pris une extension plus grande. Le prix de celles qui sont mues à la main est de 350 à 400 fr. Il en est de plus chères qu'on pourrait mettre en mouvement par la vapeur.

En nos contrées, ces machines ne seront pas sans doute employées de sitôt, sauf le cas où l'ajonc deviendrait quelque part l'objet d'une assez vaste exploitation pour valoir la peine de faire cette acquisition. Sinon, on peut s'en tenir aux procédés plus primitifs et moins coûteux des Gallois ou des Bretons. Un homme peut, par ces moyens, en moins d'une demi-heure, écraser la quantité nécessaire pour deux chevaux dans une journée. Si l'on a affaire à l'ajonc nain, qui croît, comme nous l'avons dit, dans la vallée du Gers, l'écrasement n'est pas toujours nécessaire, surtout quand on le coupe jeune. Les chevaux alors peuvent le manger sans difficulté. Mais pour les ruminants, il faut l'écraser comme l'ajonc d'Europe. Pour l'un et l'autre, l'habitude apprendra d'ailleurs à quel degré il convient de pousser l'opération. Remarquons seulement qu'il importe de ne pas préparer à la fois plus d'ajonc qu'il n'en est besoin pour la consommation journalière ; car la pulpe fermente promptement, devient aigre, et dès le second jour est déjà impropre à la consommation.

Ainsi écrasé, l'ajonc épineux constitue un aliment d'excellente qualité que les animaux prennent avec plaisir et qui les entretient dans une parfaite condition de santé. On estime que sa valeur nutritive, au point de vue chimique, est d'un tiers inférieure à celle du foin. Mais l'expérience à démontré qu'il nourrit presque autant que ce dernier fourrage, à condition, bien entendu, qu'on ne l'emploiera pas seul et qu'on le mélangera, en plus ou moins grande proportion, avec d'autres végétaux. Au surplus, comme il ne nuit en aucune façon à la culture des autres substances alimentaires, quelle que soit sa valeur nutritive, il sera toujours d'une utile ressource, un moyen facile d'avoir une quantité de fourrage *extrà,* toujours vert et nourrissant, pouvant remplacer le foin dans un temps de sècheresse ou de disette, et d'autant plus précieux qu'on peut partout l'obtenir à un très-bas prix. Avec cette plante, la nourriture, en moyenne, revient aux deux tiers meilleur marché qu'avec le foin.

Quand l'ajonc n'a pas été coupé depuis longtemps, il forme un arbuste difficile à utiliser. Il faut alors, dans l'hiver, le couper ras de terre, bien remuer la terre entre les racines, diviser celles-ci, et bientôt on voit de nouveaux jets qui, au bout de quelques mois, forment une riche nourriture, que l'on coupe à mesure, suivant les besoins journaliers.

Arrêtons-nous ici, et reconnaissons, en arrivant au terme de cette étude, combien elle est insuffisante encore, malgré son étendue. Mais on ne peut jamais tout dire, et à défaut d'autre mérite, ayons au moins celui de nous borner. Nous nous étions surtout proposé de soulever la question, d'en provoquer l'examen. Nous l'avons fait, laissant au temps le soin de la résoudre. Notre tâche, en un mot, n'était que de montrer la voie; à l'expérience le soin de l'éclairer. La doctrine que nous avons cherché à faire prévaloir aura sans doute quelque peine à triompher des préjugés et des habitudes acquises, lesquels ne peuvent manquer, au moins dans les temps actuels, de faire obstacle à sa vulgarisation ; mais la nécessité aidant, elle finira par être acceptée de tous, comme l'ont été toutes les réformes véritablement utiles. C'est un germe déposé dans la terre fertile du progrès et que l'avenir fécondera.

TOULOUSE, IMPRIMERIE DE A. CHAUVIN, RUE MIREPOIX, 3.

www.ingramcontent.com/pod-product-compliance
Ingram Content Group UK Ltd.
Pitfield, Milton Keynes, MK11 3LW, UK
UKHW021105270726
13993UKWH00006B/1026

9 782329 423289